Dorit Stövhase-Klaunig
Gelebte Weiblichkeit

Dorit Stövhase-Klaunig

Gelebte Weiblichkeit

Befreiung der Schlangenkraft

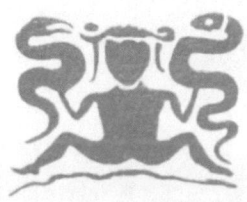

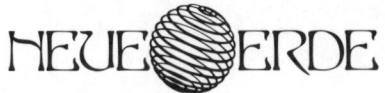

Bücher haben feste Preise.

1. Auflage 2015
Dorit Stövhase-Klaunig
Gelebte Weiblichkeit

© Neue Erde GmbH 2015
Alle Rechte vorbehalten.

Titelseite:
Foto: Max_Wanted_Media/shutterstock
Gestaltung: Dragon Design, GB

Satz und Gestaltung:
Dragon Design, GB
Gesetzt aus der Minion

Gesamtherstellung: Appel & Klinger, Schneckenlohe
Printed in Germany

ISBN 978-3-89060-660-6

Neue Erde GmbH
Cecilienstr. 29 · 66111 Saarbrücken · Deutschland · Planet Erde
www.neue-erde.de

Inhalt

Warum ich dieses Buch geschrieben habe 7

Wie ich wurde, was ich jetzt bin 10

Die Schlange – die Schlüsselfigur eines weiblichen Weltbildes 14

Die Schlange als Hüterin der weiblichen Schätze 14

Die Schlange als Symbol der Sexualität und Fruchtbarkeit 15

Die weiblichen Häutungsprozesse 17

Die Schlangengöttin 20

Der weibliche innere Weg 23

Das Wesen des Weiblichen 29

Der Wandlungscharakter des Weiblichen 29

Der Wachstumscharakter des Weiblichen 33

Der Prozess der Selbstwerdung 35

Sterben und neu geboren werden 41

Die Heilung aus der Abspaltung 45

Innen wie Außen 51

Die Ebenen der Heilung 53

Die körperliche Ebene 57

Die energetische Ebene 59

Die mentale Ebene 61

Die intuitive Ebene 63

Die geistige Ebene 64

Die Stufen der Heilung 67

Das weibliche Fundament 71

*Die Verwurzelung · Das Gebärmutterbewusstsein ·
Der weibliche Menstruationszyklus · Die befreite Sexualität*

Die innere Aufrichtung 86

Heilung aus Sicht der Bewusstheit 95

Die Stufen der Bewusstheit 95

Das patriarchale und das matriarchale Bewusstsein 98

Heilungswege 102

Energie aufbauen und stärken 102

Bewusstwerden 104

Reinigen und Entgiften 112

Reinigung der Ebenen · Reinigung der Chakren

Neuorientierung und Visionssuche 124

Zwischen den Welten 127

Disziplin, Pflege und Verantwortung 130

Gefühle der Befreiung 139

Die Rückkehr der Göttin 146

Übner die Autorin 148

Danke 149

Literaturverzeichnis 150

Quellenangaben 152

Bildnachweis 154

Warum ich dieses Buch geschrieben habe

Immer wieder erschien mir die Schlange in ihrer Vielfalt: Als ich meine damals sechsjährige Tochter bat, unsere Familie als Tiere zu malen, war ich eine Schlange. Etwas entsetzt und erstaunt war ich schon, dass meine Tochter so ein Bild von mir hatte, so ohne Beine und Arme über den Boden kriechend, denn *meine* erste Assoziation mit einer Schlange war ihr hinterlistiges und falsches Verhalten und dass sie, in weiblicher Form, das Gift des Bösen in sich trägt.

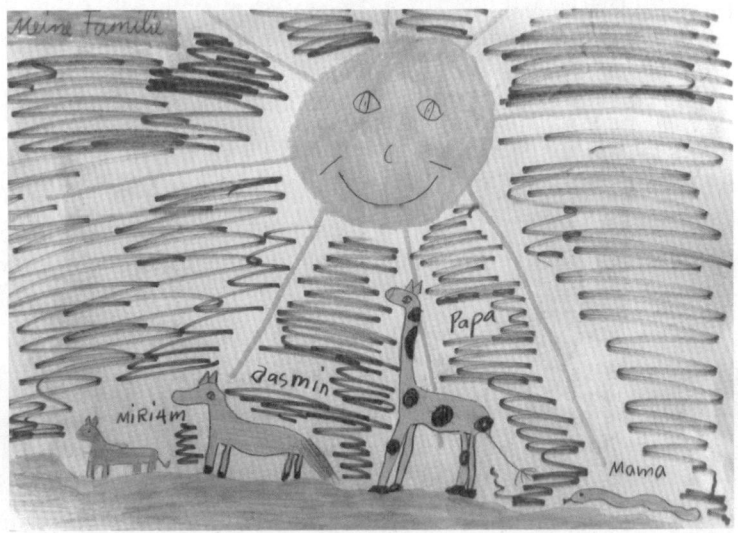

Abb. 1: Tierbild der Tochter

Das innere Bild der Schlange begleitete mich aber auch beim Baden in unseren heimischen Gewässern. Schwamm ich hinaus, kam mir oft das Bild einer Schlange, die in den Tiefen des Wassers lebt und sich ihre Opfer von der Oberfläche holt und in die Tiefe zieht. Ich hatte Respekt vor den Tiefen des Wassers und ihrer Unterwelt; und manchmal auch ein unheimliches und ängstliches Gefühl, auf dem weiten See der Tiefe so schutzlos ausgeliefert zu sein.

Dann verlor ich die Schlange eine Zeit lang aus meinen inneren Bildern, so als würde sie schlummern und hätte sich in der Tiefe verkrochen. Ich begegnete ihr erst später wieder, nämlich in den Bewegungen des *Chan Mi Gong*, einer besonderen buddhistischen Qigong-Form, die sich durch sanfte und feine Schwingungen der Wirbelsäule, verbunden mit Vorstellungskraft und bewusster Atmung, auszeichnet. Dabei kamen mir Bilder einer sich im Wirbelkanal wellenförmig aufsteigenden Schlange, ähnlich der Kundalini in der Yoga-Praxis.

Diese sich um eine Achse windende Schlange erkannte ich in der Symbolik der Heilkunde wieder, die ich seit längerem praktiziere. Sie symbolisiert auch hier die aufweckende dynamische Kraft, den Genius alles Wachsenden, die Kraft, die in den Tiefen des Körpers verborgen ist.

Die immer wieder auftauchende Symbolik der Schlange hat mich angeregt, auch meine eigenen geheimnisvollen, rätselhaften und tiefen Seiten freizulegen und: »Ja, das bin ich auch« zu sagen und es zu leben, ungeachtet der damit einhergehenden Neuausrichtung und Neuordnung und manchmal auch gegen die unausgesprochenen Erwartungen anderer. Diese Erfahrungen möchte ich in diesem Buch reflektieren und ordnen, um sie sowohl für mich als auch für jene, die ähnliche Wege gehen, sichtbar zu machen und Frauen darin zu bestärken, weiter zu gehen und tiefer zu schauen.

Es ist ein Befreiungsweg, der sich eröffnet, um das Verdrängte, das Unterdrückte, das Abgetrennte, das Ausgeplünderte, das Abgeschnittene und Nichtgelebte in uns freizuschaufeln und auszugraben, damit wir uns der eigenen intuitiven weiblichen Kraft und Energie öffnen.

Es ist ein Befreiungsweg, der auf allen Ebenen unseres Daseins befreiende Auswirkungen hat. Das ist eine neue Ausrichtung in der Betrachtung der Geschehnisse, nämlich von der horizontalen *Ebene* in die vertikale *Tiefe*. Diese Tiefe eröffnet sich jeder Frau persönlich zum richtigen Zeitpunkt und in der angemessenen Geschwindigkeit, sofern die Suchende bereit ist, selbstverantwortlich ihren Weg zu gehen. Ich möchte dabei unterstützen und mein Wissen über traditionelle oder klassische Heilungsphilosophien mit einfließen lassen, aber auch den selbstgegangenen Weg der Verfeinerung der Empfindung und Wahrnehmung, der Hingabe und Öffnung reflektieren und beleuchten, die leichten und die schweren Zeiten meines persönlichen Auf- und Umbruchs ansprechen und damit Mut machen, die eigenen Potentiale und Chancen in der Tiefe zu erkennen und zu leben.

Dieser Befreiungsweg beginnt damit, auf körperlicher, emotionaler, mentaler und spiritueller Ebene in bewusster Absicht aufzuräumen, zu reinigen, loszulassen, sich anzuvertrauen und auszuatmen, die Energien auszusortieren und neu zu ordnen. Diese Arbeit erfordert viel Kraft und Entschlossenheit sowie eine bewusste Absicht, eine Sehnsucht und das innere Verlangen, nach Hause zu kommen und sich selbst ganz nah zu sein. Und sie wird belohnt, indem wir unserer eigenen Natürlichkeit und Lebendigkeit begegnen und unsere eigene Energie, unsere Kraft und unser Potential erfahren.

Dieses Erfahren ist wie das Finden eines persönlichen Schatzes im eigenen Haus des Körpers, es ist die aufwallende Lebenskraft der ruhenden Schlange im dunklen Urgrund des weiblichen Schoßes und der Erde, die sich langsam und allmählich der Sonne entgegen windet, die Wirbelsäule hinaufsteigt und zum Vermittler zwischen Himmel und Erde wird. Auferstanden kann sie eine Brücke schlagen von dieser Welt in die andere, und so symbolisiert sie den alles durchdringenden Geist und die innere Natur des Menschen. Sie öffnet den Weg, über die Intuition zu Einsichten und tiefsten inneren und äußeren Wahrnehmungen und Visionen zu gelangen. Die menschliche Kraftquelle der Vision weckt unseren schöpferischen Geist und sorgt dafür, dass wir unsere wahre Identität nach außen zeigen und unsere Stimme in der Welt erheben. Rudolf Steiner formulierte es wie folgt:

Der Mensch ist kein Wesen, das stillsteht, er ist ein Wesen, das im Prozess des Werdens begriffen ist. Je mehr er sich selbst die Möglichkeit gibt, zu werden, desto mehr erfüllt er seine wahre Mission.

Diese Bewusstheit und Feinheit der Energie in Dankbarkeit anzunehmen und zu bewahren, bedeutet immer wieder das Körperhaus auf jeder Ebene zu pflegen und zu nähren, sich in bestimmten Begegnungen zu schützen und abzugrenzen und in anderen wieder zu öffnen und zu empfangen. Es ist die Fähigkeit, die eigene Energie zu bewahren und zu halten und so zu kanalisieren, dass wir mit reinem Herzen in die Welt blicken. Beherztes Auftreten heißt, den Mut aufzubringen, uns mit allem, was wir in diesem Leben verkörpern, vor anderen zu zeigen.

Das französische Wort für »Mut« ist »courage«. Etymologisch gesehen bedeutet es, »die Fähigkeit, zu seinem Herzen oder zu seinem innersten Wesen zu stehen«. Auch im Deutschen spricht man im Zusammenhang mit mutigem, »beherztem« Auftreten davon, dass wir uns »ein Herz fassen« oder unserem »Herzen folgen.«

Der Mensch ist der lebendige Tempel Gottes, und das Herz ist das innerste Heiligtum dieses Tempels. (Manly P. Hall: Man, the Grand Symbol of the Mysteries)

In diesem Sinne möchte ich dir Mut machen, dich begleiten und darin bekräftigen, nicht stillzustehen, sondern weiterzugehen und dich im Vertrauen zu üben, um das eigene Körperhaus zurückzuerobern, dich darin wieder zu Hause zu fühlen und dein Namensschild und deine Präsenz den Menschen mit Würde zu zeigen.

Wie ich wurde, was ich jetzt bin

Ich habe das Gefühl, dass mein bisheriges Leben – ich bin heute fast 42 Jahre alt – ein Vorspiel ist für etwas, was in den Startlöchern sitzt und endlich leben will. Viele Jahre meines Lebens bin ich durch die elterlichen Einflüsse und die gesellschaftlichen Prägungen den äußeren Erwartungen gerecht geworden. Ich habe in der Schule und im Studium mit Leistung und Fleiß geglänzt, war strebsam und ehrgeizig und im Auftreten ordentlich, bescheiden und angepasst. Der Prozess meiner Veränderung begann schleichend und still und umfasst mittlerweile zwanzig Jahre.

Zunächst erfüllte ich pflichtbewusst meine berufliche Tätigkeit als Lehrerin für Sport und Biologie und erlebte nach der Arbeit in der sportlichen Bewegung, vor allem im ausdauernden Laufen sowie in der funktionellen Gymnastik, Ausgleich und persönliche Befriedigung. So wurde die sportliche Bewegung eine treue Begleiterin, um eigene körperliche Grenzen zu erleben sowie Halt und Struktur im

Körper zu erfahren. Mit wachsendem Körperbewusstsein entwickelte sich mit den Jahren die anfänglich funktionelle Gymnastik (Aerobic, Aqua-Gymnastik, Funktionstraining) zu feineren bewegten Übungen (Wirbelsäulengymnastik, Rückenschule) bis hin zu stillen energetischen Übungen in Verbindung mit einer bewussten Führung des Atems und der Gedanken (Qigong, Meditation). Ich absolvierte eine dreijährige Qigong-Ausbildung bei der DQGG und eine dreijährige Ausbildung im Stillen Qigong bei Meister Zhi-Chang Li und begleite seitdem Menschen als Lehrerin verschiedener Qigong-Stile, in der Meditation und in Atemtherapien in mehreren Einrichtungen und Institutionen.

Die stillen Übungen im Qigong und das Bewusstwerden in der Meditation nähren mich energetisch, balancieren Ungleichgewichte aus und reinigen mich immer wieder aufs neue. Sie stärken mein körperliches Bewusstsein, verfeinern meine Sensibilität und erhöhen meine Wahrnehmungsfähigkeit. In den Übungen erlebe ich das Gefühl, mir selbst ganz nah zu sein, und mein Heimweh, das mich seit meiner Kindheit begleitet, wird gestillt. Mit dieser Übungspraxis kam aber auch Ungeahntes in Bewegung. Zunächst entstand in mir das Bedürfnis, die selbst erfahrenen energetischen Wirkungen auch anderen Menschen in wissenschaftlicher Form zugänglich zu machen. Ich schrieb eine Doktorarbeit zum Thema »Stressbewältigung durch Qigong« in der Absicht, die Wirkungen des Qigong mit wissenschaftlichen Methoden und Erkenntnissen zu unterlegen, um sie noch mehr Menschen nahezubringen und erleben zu lassen. Doch die wissenschaftlichen Erkenntnisse alleine erklärten mir meine eigenen Empfindungen und persönlichen Veränderungen nicht, und so wuchs das Bedürfnis, das Energie-Konzept und die Arbeitsweise der Traditionellen Chinesischen Medizin zu verstehen. Ich studierte für drei Jahre die Traditionelle Chinesische Medizin bei der AGTCM und konnte das Wissen später in Kursen und die Arbeitsmethoden in eigener Praxis als Heilpraktikerin anwenden.

Doch mein Verlangen nach tieferem Verständnis und weiteren Heilungsmöglichkeiten blieb. Ich versuchte, meine Sehnsucht über ein 2½ jähriges Studium der Klassischen Homöopathie beim HIKH zu befriedigen, um in den verschiedenen Spiegelbildern von Pflanzen-, Tier- und Mineralmitteln individuelle menschliche Symptombilder wiederzuerkennen und auf diesem Weg Heilungswege und Heilungsreaktionen einzuleiten. Mit der Psycho-Kinesiologie nach Dr. Klinghardt erlernte ich zudem ein Handwerkszeug, über die Regulationsdiagnostik und die Mentalfeldtherapie die unbewussten Zusammenhänge im menschlichen Organismus sichtbar zu machen, um Mangelhaftes, Abgespaltenes oder Unterdrücktes auf der körperlichen, emotionalen oder mentalen Ebene wieder in das Gesamtsystem zu integrieren. Dabei wurde die reinigende und entgiftende Arbeit auf jeder Ebene ein großer Bestandteil meines täglichen Tuns.

Ich selbst führe und leite seit zwanzig Jahren zwei Mal im Jahr eine siebentägige Fastenzeit. Dieses disziplinierte und regelmäßig praktizierte körperliche und energetische Reinigen im Jahreslauf, aber auch der tägliche Qigong-Übungsverlauf wurden zu festen Ritualen. Zudem achte ich auf eine hochwertige, ausgewogene, naturbelassene und selbstbereitete tägliche Nahrung. Körperlich und energetisch fühle ich mich sehr stark und kraftvoll, energetisch feinfühlig und sensibel.

Mit zunehmend feineren Energiequalitäten kamen allerdings auch viele emotionale und gedankliche Prozesse in Bewegung, die nach Ordnung und Strukturierung verlangten. Es bewegten sich Gefühle und Gedanken, die nicht alleine aus meinem derzeitigen Leben kamen. Ich hatte das Gefühl, ich trage kollektive Themen aus dem großen Pool des Unbewussten aus, die viele Frauen betrafen. Dieses mentale und emotionale Entgiften und das feine Differenzieren und Ordnen verschiedener Energiequalitäten verlangt auch heute noch ständige Aufmerksamkeit.

Ich lerne im Kontakt mit den Menschen und der Natur immer wieder Neues und brauche Methoden und Techniken, um mich den Gegebenheiten entsprechend anderen Menschen energetisch zu öffnen, Eigenes zu bewahren und Fremdes auszuleiten. Damit wächst zum einen meine Achtsamkeit aber auch das eigene Gewahrsein, um mit ihm die Feinheiten im alltäglichen Leben zu erkennen; beispielsweise auch jene Feinheiten, die das Zusammenleben mit meinem Ehemann und unseren beiden Töchtern nähren.

In so manch herausfordernden Situation bin ich sehr dankbar für die Lehrer, die mich begleiten, für jede gelernte Methode, die ich anwende, für jedes Hilfsmittel, das ich nutze, für die Natur und ihre unglaublichen Schätze und für jeden Menschen, der mich verstehen kann. Belohnt werde ich mit sehr erhabenen Momenten inneren Friedens und der Stille, mit einer tiefen Sehnsucht, nach Hause zu kommen, und zu sein, wie ich bin, mit einem wachsenden Vertrauen in alle die sich wandelnden Prozesse und in den authentisch im Körper gelebten Weg.

Meine »Arbeit« ist das, was ich auch ohne äußeren Druck von innen heraus tun würde. Zudem darf ich bei größeren schamanischen Zeremonien weiteres verborgenes Wissen aus den Tiefen hochholen, wende dazu intensivste Atemtechniken und ekstatische Tänze an, reinige mich bewusst in der Schwitzhütte, übe Qigong, meditiere und faste. In diesen besonderen Momenten bin ich mit mir eins. Und es erfüllt mich mit einer großen Befriedigung, dieses im Leib selbst Erlebte und Erfahrene über das Schreiben zum Ausdruck zu bringen, Zusammenhänge deutlich und sichtbar zu machen und andere Frauen auf ihrem eigenen Weg zu motivieren und zu unterstützen.

Die Schlange – die Schlüsselfigur eines weiblichen Weltbildes

Die *Schlange* ist ein äußerst vielschichtiges und ein universelles Symbol und wird im Fernen Osten oft mit dem Drachen gleichgesetzt. (Cooper 1986, 160) Wie viel Kraft in dem Schlangensymbol wirklich steckt, ist unerschöpflich. »Dies war sicher einmal die wortlose Muttersprache einer magischen Menschheit.«[1] Als ein Kriechtier, das tötet, steht die Schlange für Tod und Zerstörung, als ein Tier, das periodisch seine Haut erneuert, ist sie Leben und Auferstehung, eingerollt wird sie mit den Zyklen der Schöpfung und der verborgenen Macht sowie der Triebkraft gleichgesetzt. Sie trägt die weibliche Charakteristik des Geheimnisvollen, Rätselhaften und Intuitiven, sie ist das Unberechenbare, das sich zeigt und plötzlich wieder verschwindet. Richtet sie sich auf, steht sie für alle aus sich selbst heraus schaffenden Götter, sie steht für die schöpferische Kraft der Erde. Sie begleitet alle weiblichen Gottheiten und die Große Mutter.

Die Schlange als Hüterin der weiblichen Schätze

Da sie zusammengerollt oder verknotet unter der Erde lebt, hat die Schlange Verbindung mit der Unterwelt und Zugang zu den aggressiven Kräften der Götter der Unterwelt und der Finsternis, der dunklen Kräfte der Menschheit und der verborgenen Macht. Sie steht mit den Mächten der Allwissenheit und der Zauberkraft der Toten in Verbindung. Als ihr Tier hütet sie die verborgenen unterirdischen Schätze der Erde. So ist die Schlange eine überpersönliche, dunkle weibliche Macht aus den tiefsten Seelenschichten, daher Verkörperin des Unterbewusstseins und des mütterlichen Urgrundes, damit ein Bild rettender, instinkthafter Weisheit in der Kollektivseele und Vermittlerin übernatürlicher Erkenntnisse – aber eben auch untergründiger Triebe und Ahnungen.

Die Schlange als Symbol der Sexualität und Fruchtbarkeit

Die Schlange ist ein Zeichen der weiblichen Fruchtbarkeit und der Sexualität. Damit hängt auch ihr Auftreten in Geburtslegenden zusammen. Auf den weiblichen Körper bezogen, ist das weibliche Becken das Zentrum ursprünglicher, ungefilterter Emotionen, sexueller Energien und schöpferischer Kräfte. Dabei ist die Sexualität eine Ausdrucksform und ein Spiegel des immerwährenden Schöpfungsaktes. Es geht auf dem Befreiungsweg der Frau um eine zunehmende Sensibilisierung für die weiblichen Geschlechtsorgane und ganz besonders für die Gebärmutter. Dieser Raum unterhalb des Bauchnabels wird in der Traditionellen Chinesischen Medizin *Unteres Dantian* genannt. Es ist ein Energiezentrum, das die gesamte Energie bzw. Essenz für den Körper bereitstellt und mit der Sexualkraft und den Körperflüssigkeiten in Verbindung steht. Hier wohnt die Fähigkeit zum Empfangen schöpferischer Impulse und für das Entstehen und Heranwachsenlassen von neuem Leben, für das Schützen und Nähren.

Manche Kulturen sehen auch eine symbolische Beziehung zwischen dem Menstruationsblut und dem geheimeb Wissen der Schlange über ein langes Leben. Auf jeden Fall werden viele weibliche Muster und weibliche Wunden durch das Blut von Generation zu Generation weitergegeben. Es ist eine der weiblichen Aufgaben, diese Muster zu durchbrechen und das Blut mit nährenden und heilenden Eigenschaften anzureichern und zu erneuern. Denn genügend gutes Blut ist die Voraussetzung für eine starke Weiblichkeit bis in die Knochen.

Allerdings stand das Sinnbild der Schlange nicht immer in diesem schöpferischen Sinne für Weisheit, Macht und Weltschöpfung. Mit der Herrschaft des Christentums wurde die Schlange als prophetisches weibliches Kraftsymbol rigoros bekämpft, geächtet, für dessen eigene Zwecke verfälscht und zerstört. Sie wurde in ein weibliches Symbol für Falschheit oder den Teufel umgedeutet. Die unglaublich klingende Geschichte vom »Sündenfall« gab den damaligen religiösen Führern ein immenses Machtinstrument in die Hand, denn die *Frau* wurde als die Verführerin des ersten Menschenpaares Adam und Eva im Paradies betrachtet. Wegen dieses »ursündigen« Verhaltens konnte man alles Weibliche verachten, bestrafen und unterdrücken. Der Name »Eva« wurde abgeleitet von »Hawwa/Hebba/Hebe«. Diese Namen bedeuten nichts anderes als »Mutter alles Lebens«. Hawwa war aber zugleich eine übliche Bezeichnung für »Schlange«. Das Gottesbild des Christentums fühlte sich durch die symbolische Kraft von Göttin und Schlange gestört, und das war Grund genug, sie zu bekämpfen. Beide sind Ausdruck des Irdenen, Materiellen und Stofflichen. Im Gegensatz dazu wurde Gott zu einem numinös-abstrakten Gott. Er erfuhr eine »Reinigung« vom dreckigen Stofflichen, dem Fleischlich-Irdenen und erklärte die Frau wie auch die Schlange zur »Unreinheit in Person«. Damit wurde beiden, Frau und Schlange, der Besitz von Weisheit und endlosem Leben abgesprochen. Übrig blieb das Unheilvolle, das zum Gegenpol des patriarchal-christlichen Gottes wurde. Der christliche Kampf wird so zum Kampf gegen die Sünde des Fleisches und die Sinnlichkeit. Das Anderssein wurde mit der Vertreibung aus dem Paradies geahndet.

Der Bibel nach verletzten Eva und Adam mit dem »Essen vom Baum der Erkenntnis« das höhere Gebot des Paradieses, und aus diesem Grunde sterben die Menschen heute noch »des Todes« (1. Moses 2,17). Eva wurde von der listigen Schlange verführt, gab ihrer lüsternen Neugier nach, denn dem »lieblich anzusehenden« und »lustigen Baum« (1. Moses 3,6) vermochte sie nicht zu widerstehen. Eva, die ihrer »undisziplinierten Lust« folgte, muss mit »Schmerzen Kinder gebären«, und Adam bescherte sie die peinvolle Anstrengung der Arbeit. Eva steht im christlichen Sinne außerhalb des göttlichen Prinzips, sie hat fleischliche Begierden. Sie setzt angeblich die Natur gegen ein ethisches Prinzip. Jene Natur schließt die Schlange mit ein, es entsteht eine »Feindschaft« zwischen Weib und Schlange.[2] Evas Sünde bestand darin, dass sie sich selbstbewusst weigerte, den Befehlen des neuen Gottes, also der neuen *Herr*scher, zu folgen und ihren alten Kult und Status als Göttin aufzugeben.

Doch nicht nur im Christentum wurde die Frau als dieses Feindbild aufgebaut, das zugleich eine ablehnende Einstellung gegenüber dem Körper und der Sexualität mit sich brachte. Auch in anderen

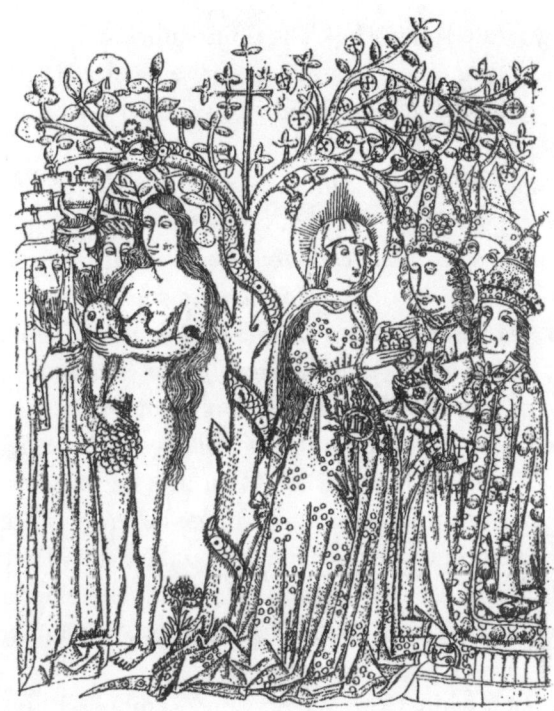

Abb. 2: Der Baum der Erkenntnis[3]

Religionen gab es vergleichbare Zurückweisungen und Unterdrückungen. Diese über viele Jahre stattfindenden Knebelungen, Benachteiligungen und Missbräuche lauern heute im kollektiven weiblichen Unbewussten, so dass der weibliche Befreiungsweg wirklich nur ein langsames Spüren, Loslassen, Entspannen und stilles In-die-Tiefe-Gehen sein kann, um einen Wandel zu ermöglichen.

Die weiblichen Häutungsprozesse

Im Altertum wurde allgemein geglaubt, dass Schlangen nicht wie andere Tiere an Altersschwäche sterben, sondern sich in periodischen Abständen häuten und erneuern oder wiedergeboren in einem anderen Leben erscheinen. Die Griechinnen nannten die abgelegte Haut der Schlange »Altersschwäche«. Die Chinesinnen stellten sich die Auferstehung vor wie einen Menschen, der seine alte Haut aufschlitzt und, der Schlange gleich, als Kind neu geboren wird und später als Jugendlicher daraus hervorgeht.[4]

Die Schlange ist wie ein Kind, wenn sie ihre Haut wechselt. Wenn nämlich ein Kind ausgewachsen ist, verlässt es den Mutterschoß. Es verlässt die Mutter und ihren Schoß und gleitet hinaus. Die Schlange tut dasselbe. Sie gleicht dem Kind, das herausgleitet. Sie gleitet aus ihrer alten Haut. Das Kind wächst volle neun Monate. Im zehnten wird es geboren. Es gleitet heraus und lässt seine Haut (Plazenta) hinter sich. Ganz gleich ist es mit der Schlange, die ihre Haut verlässt. Sie ist wie das Kind, das aus dem Schoß kommt. Die Schlange verlässt die Haut und das Kind die Plazenta.[5] Für sie ist die Häutung eine immer wiederkehrende Geburt, die immer wieder neu junges Leben gewährt. – Und so ist auch der Befreiungsweg der Frau mit zahlreichen Häutungsprozessen verbunden, der mit jedem neuen Abstreifen einer alten Haut zu größerer innerer Stärke und zu Regeneration, Verschönerung, Aufrichtung und neuer Ausrichtung führt.

Deshalb auch windet sich die Schlange symbolisch um den Stab des griechisch-römischen Gottes der Heilkunst, Äskulap, als Zeichen der Heilung.

Wenn die Schlange sich aufrichtet und sich emporwindet, bedeutet das die aufwallende Lebenskraft, die ursprüngliche weibliche Instinkt-Natur, die unkontrolliert und undifferenziert als potentielle Energie aufsteigt. Körperlich regeneriert und schichtweise geheilt, richtet sie ihren starren bannenden Blick auf »neue Opfer«: ein Sinnbild für das Allgegenwärtig-Sein und das durchdringende Wissen, das sie sich über die Häutungsprozesse aufbaut. Interessant ist auch das feine Gehör der Schlange, obwohl sie keine Ohren besitzt. Diese Fähigkeit reicht fast schon in den Bereich übernatürlicher Kräfte und vermag ihren numinosen Charakter nicht mehr zu verbergen. So kann sie zur Vermittlerin zwischen Himmel und Erde sowie Erde und Unterwelt und mit Himmel, Erde und Wasser assoziiert werden.

Diese Verbindung wird durch das Fließen der *Kundalini*-Kraft im Wirbelkanal energetisch spürbar. Dabei öffnet sich der Beckenboden über das Wurzel-Chakra der Erde und der Scheitel über das Scheitel-Chakra dem Himmel. Im Wirbelkanal steigt die Kundalini-Kraft auf, die »aufgerollt wie eine Schlange« am unteren Ende der Wirbelsäule ruht. Die Kundalini-Kraft stellt die kosmische Schöpfungsenergie dar, welche in der indischen Weisheitslehre auch als *Shakti* oder als die weibliche Ausdrucksform Gottes bezeichnet wird. Wenn diese Kundalini-Kraft mit zunehmender Bewusstseinsentwicklung und in stetigen Häutungsprozessen immer weiter geweckt wird, steigt sie in einem anwachsenden Strom durch den Kanal in der Wirbelsäule auf und aktiviert die einzelnen Chakren. Diese Aktivierung bewirkt eine Ausdehnung der Energiezentren und eine Beschleunigung ihrer Frequenzen.

Die Kundalini-Kraft versorgt die Chakren mit jener Energieschwingung, die den Menschen befähigt, im Laufe seiner Evolution allmählich alle Fähigkeiten und Kräfte zu erschließen, die auf den verschiedenen energetischen und materiellen Ebenen der Schöpfung tätig sind, um diese Kräfte in sein Leben zu integrieren. Je bewusster die Frau also ist, desto offener und aktiver sind ihre Chakren, so dass die Kundalini-Kraft in einem starken Strom in sie einfließen kann, und je stärker diese Kraft einströmt, desto aktiver werden die Chakren, wodurch wiederum eine größere Bewusstheit geweckt wird.

Neben dieser Kundalini-Energie gibt es eine weitere Kraft, die durch den Wirbelkanal zu den einzelnen Chakren fließt. Es ist die Energie des reinen göttlichen Seins, des unmanifestierten Aspektes Gottes. Sie tritt durch das Kronen-Chakra ein und bewirkt, dass die Frau auf allen Ebenen des Lebens den ungeformten Daseinsaspekt Gottes als den unwandelbaren und alles durchdringenden Urgrund jeglicher Manifestation erkennt. Diese Energie ist in besonderem Maße dazu geeignet, Blockaden in den Chakren aufzulösen. In der indischen Weisheitslehre wird diese Kraft als *Shiva* bezeichnet, jene Gottheit, die der große Zerstörer der Unwissenheit ist und die durch ihre bloße Gegenwart eine Transformation zum Göttlichen hin auslöst. So arbeiten Shiva und Shakti Hand in Hand an einer ganzheitlichen Entwicklung des Menschen, bei der wir das Göttliche ebenso in unser Leben integriert haben wie alle Ebenen des relativen Seins.[6]

Die Schlangengöttin

Ursprünglich war die große Muttergöttin einerseits die schaffende, andererseits die verschlingende Urschlange aus dem Wasser. Hans Schärer beschreibt sie als »totale, ambivalente Gottheit«. Als »total«, weil sie ein und dasselbe Höchste ist, und als »ambivalent«, weil sie gleichzeitig zwei sich widersprechende Funktionen aufweist.[7] »Die totale, ambivalente Gottheit war eine erkenntnistheoretische Antwort auf die komplexe Welterfahrung des frühen Menschen.« Sie stellt im Prinzip beide Phänomene dar: Gebären und Verschlingen, Leben und Tod. Sie entscheidet über Leben und Tod.

Von erheblicher Bedeutung ist dabei das Gift der Schlange, durch das sie mit jedem Biss zu töten in der Lage ist. Umgekehrt ist Heilung bestimmter tödlicher Erkrankungen oder Bissvergiftungen mit einem bestimmten Gift möglich.

Die Schlange steht aber auch für Übergänge, etwa im Initiationsritual des Verschlungenwerdens und Sterbens, um dann im Ausgespienwerden, in der Neugeburt eine höhere Stufe des Daseins zu erleben. Dieses Initiationsritual hat auch zahllose Parallelen in Mythen und Märchen, in denen sich zum Beispiel die neue Lebendigkeit im Kampf aus dem Bauch der Urschlange befreit.

Die Urschlange wird von den australischen Ureinwohnern aufgrund der Farbenpracht, welche Schlange und Regenbogen gemeinsam haben, als »Regenbogenschlange« bezeichnet. Die Deutung der Regenbogenschlange als Synthese von Männlichem und Weiblichem ist eine letzte Ausprägung der Vorstellung von der »totalen, ambivalenten Gottheit«. Bei den Chinesen ist der Regenbogen die Verbindung von dunklen und hellen Farben, von weiblichem Yin und männlichem Yang. Auch hier zeigt sich die Ambivalenz.

Solange die Schlangengöttin nicht ins Gleichgewicht gebracht wurde, zeigt sich ihre Ambivalenz auch in den zwei Seiten ihrer unterdrückten weiblichen Energie: das Nährende und Empfangende der einen Seite und das Destruktive und gegen sich selbst Kämpfende der anderen Seite. Wie viel Kraft in dem Schlangensymbol wirklich steckt, ist unvorstellbar. Und vielleicht hat gerade die Macht der Schlange, zu

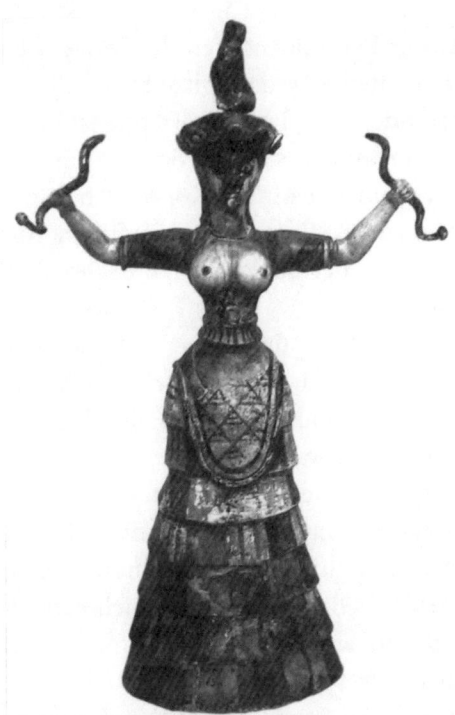

Abb. 3: »Schlangenpriesterin«, Fayence-Statue aus dem Palast zu Knossos, Kreta, Neue Palastzeit (1700 – 1450 v. Chr.)

töten, und das »ganz Andere« ihrer Erscheinung, ihre »Unheimlichkeit« zu einer überragenden Rolle in der Welt der Religionen geführt. Sie scheint jedenfalls die Schlüsselfigur eines ganzen Weltbildes zu sein.

Um die Göttin in das eigene Leben zurückkehren zu lassen, wurden in der alten Maya-Kultur in Mexiko Rituale vollzogen, die die Schlange und ihren himmlischen Begleiter, den kosmischen Drachen, miteinander vereinen und als *Gefiederte Schlange* oder als Quetzalcoatl, eine Form des Drachen-Archetyps, in sich zu erleben. Quetzalcoatl kommt der Bewusstseinsstufe der eigenen Meisterschaft und der Erleuchtung nahe und entspricht der Krönung des Scheitelpunktes im 7. Chakra. Dieses besondere Phänomen ist jedes Jahr zur Frühlings- und Herbsttagundnachtgleiche an der Pyramide in Chichen Itzá auf Yucatan in Mexiko zu erleben. Genau zu diesem Zeitpunkt werfen die

Stufen auf einer der Pyramidenseiten dreieckige Schatten, die sich, einer nach dem anderen, von der Spitze bis zur Basis der Pyramide miteinander verbinden. Am Fuß der Treppe ist der Schlangenkopf eingemeißelt. So verwandelt sich der Schatten in einen Schlangenkörper. In diesem Moment kann der Körper den magischen Geist der kosmischen Schlange des Lichts leiblich erfahren. Auch hier finden wir in der Vereinigung der beiden Seiten das totale Erleben in der eigenen Meisterschaft.

An der Stelle der Schlange finden wir als himmlisches Symbol der Göttin den Mond. Der Mond ist das Urweibliche und in fast allen Sprachen folglich auch weiblichen Geschlechts. Durch seinen Wechsel zeigt sich der Mond als etwas Lebendiges; er entspricht dem Zyklus der Frauen. Drei Tage lang fehlt er als Schwarzmond am Sternenhimmel; das ist die Zeit der Empfängnis. Dann steht er auf zu neuem Leben und wächst, erreicht mit dem Vollmond die Geburt und das Ausstoßen der Frucht. Die Periode des abnehmenden Mondes entspricht dem Vergehen, dem Sterben und damit der Rückkehr in den Mutterschoß. Ein neuer Zyklus von Werden und Vergehen, Ausstoßen und Aufnehmen kann beginnen. So wird der Mond zum Gestirn der Rhythmen des Lebens und allmählich zur Quelle ewigen Lebens.

Diese Wunschvorstellung der Menschen von Unsterblichkeit und steter Erneuerung wurde in den Mond-Schlange-Mythen und indem die Menschen dieselben biologischen und kosmologischen Prozesse durchleben wie Schlange und Mond zur mythischen Wirklichkeit.

Es gibt noch weitere Seiten der Schlange, die nicht unerwähnt bleiben wollen, etwa, dass sie als Schutzgeist des Hauses betrachtet wurde. Früher lebten Schlangen unter den Fußböden der Häuser, bekamen Milch und wurden sogar in den Wohnräumen geduldet. Eine Schlange im Haus bedeutete Glück und Wohlergehen, sie sicherte die Fruchtbarkeit der Familie und ihrer Nutztiere und Äcker. Sie war die Hüterin des Hauses. Bis heute werden an Ecken, Fenstern und Dächern baltischer Bauernhäuser Schlangenornamente angebracht.

Der weibliche innere Weg

Die moderne Frau hat ihre Wahrhaftigkeit heute oft verloren, sie verstreut und vergeudet ihre Kräfte. Und wenn Energien aufgetankt wurden, kann sie diese nicht bewahren, hat ständig Energielecks oder ist nicht in der Lage, die gewonnene Energie zielgerichtet für ihr wahrhaftiges, ihr echtes Leben einzusetzen.

Es scheint, dass bei der Suche nach Gleichberechtigung der Frau nur eine Seite ihres Daseins gesehen wurde. Viele Frauen haben es über die Jahre gelernt, sich wie Männer zu verhalten und auch so aufzutreten. Sie arbeiten leistungsorientiert wie die Männer, gestatten sich nur in allergrößter Not eine Auszeit, lenken und leiten die Erziehung und Freizeitgestaltung der Kinder, trainieren ihre Körper zu besonderen Zielbildern hin, ernähren sich von industriell hergestellter Nahrung, organisieren den Haushalt, versuchen ihr Äußeres modegerecht zu gestalten. Dafür haben sie ihre empfindsamen, mitfühlenden, sensiblen und natürlichen Aspekte aufgegeben und wirken stattdessen gestresst, hart und aggressiv. Natürlich tragen die Anforderungen unserer heutigen Zeit, die verbunden sind mit Dauerstress, Ängsten, Täuschungen, Manipulationen, Erschöpfung, Leid, ebenfalls dazu bei, dass sich die Frau immer mehr von sich entfremdet hat und für spirituelle Werte wie Liebe, Wahrhaftigkeit, Aufrichtigkeit, Empfänglichkeit und Hingabe keine Zeit mehr bleibt.

Ich finde, es wird immer wichtiger, die Frau darin zu bestärken, sich ihres Daseins mehr und mehr bewusst zu werden, und die Sensibilität und Wahrnehmungsfähigkeit für ihre körperlichen, emotionalen und mentalen Prozesse zu fördern; und kollektive Bewusstseinsmuster und Glaubenssätze zu durchschauen, um zu erkennen, wer die Frau einst war, wer sie gegenwärtig ist und wer sie einmal werden könnte.

Da sich bei den Menschen das Bewusstsein aus dem Unbewussten ausdifferenziert hat, kann die Frau ihren Leib, in dem sie lebt, auch bewusst formen und gestalten. Was liegt näher als zu fragen, ob nicht der eigene Leib ihr selbst zeigen kann, wie eine humane Welt aussehen könnte, die das Weibliche integriert hat? Wie verändert sich die Frau auf diesem bewussten Weg? Was kann die Frau wieder erinnern, wiederbeleben und damit in ihr Bewusstsein integrieren?

Um die Schätze in der leiblichen weiblichen Welt zu finden und zu befreien, bedarf es eines yin-betonten, weiblichen inneren Weges, der mit Sensibilität und Feingefühl die bestehenden Grenzen überwindet. Dabei ist eine Haltung der Hingabe, des Loslassens, des Fließenlassens, des Sich-Anvertrauens, des Annehmens und Beobachtens erforderlich. Die Belohnung dieses Abstiegs in die weiblichen Tiefen ist eine Zunahme der weiblichen Spiritualität und der weiblichen Kraft. Es ist die Chance, dem Wasser-Element und damit dem tiefsten Gefühlsbereich in der Frau zu begegnen.

Das Wasser als das Urmeer repräsentiert die Substanz, aus der alle Formen entspringen und in die sie bei ihrer Auflösung zurückkehren. Das Wasser ist Anfang und Ende jedes kosmischen Kreislaufs. Mit der Macht des Wassers und der weiblichen Kraft ist es möglich, die zusammengerollte Schlange als die Mutter des Seins, die aus der Göttin hervorgegangen ist, im weiblichen Unterleib zu wecken. Durch die Initiation erhält die Schlange die Würde, der Göttin gleichgestellt zu werden. Das Wecken dieser göttlichen Kraft wird als weiblich erfahren, weil es im Körper selbst und authentisch gespürt und erlebt wird, so Margrit und Rüdiger Dahlke in ihrem Buch »Frauen-Heil-Kunde«[8]: »Alles, was mit unserem Körper und damit mit unserer körperlichen Existenz zu tun hat, gehört zur Welt der (Großen) Mutter. Der Körper, in dem wir die uns zugemessene Lebensspanne erleben, stammt aus dem mütterlichen Leib. Die im physischen Erbe verwurzelten Eigenarten und Begrenzungen werden als Schicksal erfahren – all das, was im genetischen Code geschrieben steht, der äonenweit zurückreicht.«

Dabei steht dieses Schicksal insbesondere im Unterleib der Frau geschrieben. Deshalb kann diesem sehr sensiblen weiblichen Raum auch nur in sanfter, feinfühliger und liebevoll weiblich yin-betonter Weise begegnet werden, um die über viele Jahre geprägten weiblichen Eigenarten, Begrenzungen und Verletzungen freizulegen.

Es ist wichtig, in diesen Prozess auch nicht aktiv einzugreifen, ihn nicht zu beschleunigen oder in eine andere Richtung lenken zu wollen. Und wenn auf dieser Reise einmal nichts passiert und der innere Kontakt verloren wurde, haben wir es einfach mit einer Zeit des Wartens und der Einkörperung zu tun und nicht mit einer Zeit des aktiven Handelns. Oder anders ausgedrückt: Es ist buchstäblich eine Zeit des Nichtstuns. Diese Heilung ist, wie jede Therapie, ein zyklischer Prozess, der die Frau in eine Spirale des Lernens führt. Jede neue Windung erfordert mehr Selbstannahme, mehr Veränderung auf dem tiefer und tiefer gehenden Weg in die Wahrhaftigkeit und Klarheit des wahren Selbst.

Wie weit und wie tief jede Frau geht, entscheidet sie vollkommen frei. Welche Reise auf der Spirale jede von uns macht, welche Landkarte sie dabei benutzt, steht jeder Frau frei, denn jeder Weg ist anders und einzigartig. Jede Krankheit verlangt individuelle Veränderungen in der Patientin, um Heilung zu ermöglichen, und jede Veränderung bedeutet Aufgeben, Ergeben, Tod eines Anteils in der Frau – sei es eine Gewohnheit, ein Beruf, ein Lebensstil, eine Glaubensüberzeugung oder ein physisches Organ. Jede dieser individuellen Reisen verwandelt den Menschen im Alltag. Sie bringt Herausforderungen mit, die die Frau auf ihrer Reise überwinden muss. Dr. Elisabeth Kübler-Ross beschreibt die fünf Stufen des Todes und des Sterbens, die die Frau auf diesem Weg geht, nämlich: *Verdrängung, Wut, Feilschen, Depression, Annahme.* Darauf folgen noch zwei Stufen: *Wiedergeburt und Schaffen eines neuen Lebens.*

Es sind Stufen, die viele Frauen in unserer heutigen Übergangszeit, manchmal krankheitsbedingt oder aufgrund von Trennungen oder Scheidungen, bereits kennen und erleben.

Die erste Stufe ist die *Verdrängung.* Verdrängung ist ein ganz normales Verhalten, das jeder zeitweise als Bedürfnis kennt, um nicht mit der eigenen Angst konfrontiert zu werden. Wir wollen uns dieser Angst noch nicht stellen und können sie noch nicht bewältigen und flüchten in eine Verteidigungshaltung, die Zeit gibt. Dann wird sich mit anderen Themen beschäftigt, um das eigentliche Thema auszublenden und sich abzulenken. Oder wir hängen uns an andere Personen, leben auf Kosten anderer und entlehnen uns ihre Lebendigkeit.

Wenn die Stufe der Verdrängung nicht mehr aufrechterhalten werden kann, kommt die zweite Stufe des Heilens: *Ärger, Wut, Neid und Groll.* Bei manchen gibt es eine riesige Explosion, besonders dann, wenn Wut bisher nicht zugelassen wurde. Diese Wut ist gut zu verstehen: Sie ist so gewaltig, dass die alltäglichen Lebensaktivitäten unterbrochen werden und die Frau sich mit Unabgeschlossenem befassen muss.

Wenn Wut nicht das bringt, was die Frau sich vorstellt, versucht sie es mit der dritten Stufe: dem *Feilschen.* Das Feilschen passiert unbewusst, meist in der Absicht, Kompromisse und Zugeständnisse einzugehen sowie Erklärungen und Begründungen abzugeben, warum dieses oder jenes nicht möglich war, um letztendlich doch noch das zu bekommen, was die Frau will. Dabei kann es sein, dass die Frau sich vieler unausgesprochener Schuldgefühle bewusster wird und sich selbst Vorwürfe macht. Je mehr gefeilscht wird, desto deprimierter kann sich das anfühlen.

Das ist dann die vierte Stufe des Heilens, die *Depression.* Wenn einer Frau auf dem Heilungsweg bewusst wird, dass sie zukünftig etwas verändern oder sogar aufgeben müsste, sei es einen bestimmten Lebensstil, ein Körperteil oder eine schlechte Gewohnheit, können unterdrückte Verlustgefühle sie blockieren. Dazu kommen noch die Versuche der Vermeidung und die Selbstvorwürfe wegen des eigenen Zustandes. Greifen dann noch harte schulmedizinische Behandlungen wie Chemotherapie, Anästhesie und Operationen in das Körpergeschehen ein, stürzt die Frau schnell in eine Depression.

Wenn genügend Zeit und Energie da sind und die Gefühle von Wut und Trauer auf sich selbst und der Neid auf die anderen zugelassen wurden, kann es sein, dass die Frau eine Phase des *Annehmens* erlebt, mit sich alleine sein möchte, um auf einer nicht-verbalen Ebene des Seins zu kommunizieren und sich auf die Veränderungen vorzubereiten. Das ist die Zeit, in der sich die Frau auf einer ganz anderen Ebene kennenlernen wird, wo sie nach innen geht und sich selbst neu begegnet. Sie stellt die Werte in Frage, an denen sie sich bisher orientiert hat und die ihr bisheriges Ungleichgewicht oder ihre Krankheit miterzeugt haben. Sie beginnt, ihre wahren Bedürfnisse zu fühlen und nach seelischer Nahrung zu suchen, wie sie das vorher nie getan hat. Sie nimmt die Veränderungen in ihrem Leben vor, die für ihren Heilprozess notwendig sind, wendet sich neuen Freunden zu, trennt sich vielleicht von alten, die zu der neuen Lebensphase nicht mehr passen. Sie fühlt sich erleichtert, auch wenn vielleicht noch vieles andere nach Heilung verlangt.

Annehmen und Heilen führen zur *Wiedergeburt*. Im Prozess der Heilung entdeckt die Frau Teile von sich, die lange Zeit in der Tiefe verborgen waren, sie erinnert sich an Dinge, die jetzt an die Oberfläche kommen, die auch zu ihr gehören. Sie sieht aus einer anderen Perspektive auf die Vergangenheit und auf die Zukunft und kann mit neuen Ideen und Inspirationen ihre Geschichte neu schreiben. Das ist die Chance, das bisherige Leben zu verändern, weil sich auch die Lebenseinstellung und damit die Bedeutungszusammenhänge verändert haben. Das Leben wird sich durch und durch ändern, das *Leben schafft sich neu*. Die Frau lebt aus ihrer schöpferischen Kraft. Es tun sich Möglichkeiten auf und es zeigen sich vorher noch scheinbar unerreichbare innere Veränderungen. Diese Veränderungen ziehen automatisch äußere Veränderungen nach sich. Die Frau wird aufrichtiger mit sich selbst und ihrem Umfeld, zieht neue Freunde an, wechselt entweder ihren Beruf oder die Art, wie sie an ihre Arbeit herangeht, vielleicht zieht sie in eine neue Gegend.

Hanna Strack beschreibt diese Reise zu sich selbst in ihrem Buch »Reise zu den Quellen« in neun Schritten. »Die Reise beginnt mit einer *Unruhe,* die uns ergreift, ohne dass wir es wollten. Eine große *Sehnsucht,* die zunächst noch unklar in uns wächst, bemächtigt sich unser. Dann beschreiben wir den *Aufbruch,* zu dem wir uns unter Schmerzen entscheiden müssen. Die Reise führt weiter, wir gehen nun den beschwerlichen und zugleich beglückenden *Weg zur Quelle.* … Die *Begegnung mit der Quelle* selbst kann überwältigend sein und eine Erfahrung, die kaum in Worte zu fassen ist, denn sie berührt uns tief, und wir spüren, dass mit dem *Loslassen* sich eine langsame *Wandlung* und *Erneuerung* unseres Lebens vollzieht. … Auf dem *Weg zurück* gilt es, wachsam zu sein, um unsere Erfahrungen zu bewahren und uns des Geschenkten bewusst zu werden. ... Die Begegnung mit der Quelle hat das Leben verändert. Wir leben in einer anderen Weise. Wir entdecken ein aus dem tiefen Inneren kommendes neues Verhaltensmuster, eine neue Lebendigkeit, eine neue Richtung.[9]

Diese Reise kann nach Jeanne Achterberg in »Die Frau als Heilerin« eine lebenslange Reise sein. Sie bedeutet ein Sich-Erinnern an das, was über die Verbindung, die Einheit und die wechselseitige Abhängigkeit zwischen allen lebendigen und unbelebten Dingen vergessen wurde; sie bedeutet eine Umarmung dessen, was am meisten gefürchtet wird; sie bedeutet ein Öffnen dessen, was verschlossen wurde, ein Erweichen dessen, was sich bis zur Behinderung und zum Hemmnis verhärtet hat, ein Eintreten in den transzendenten zeitlosen Moment, in dem das Göttliche erfahren wird; sie bedeutet Kreativität, Leidenschaftlichkeit und Liebe, bedeutet das Streben nach Selbst-Erkenntnis und Selbst-Ausdruck in seiner ganzen Fülle, seinen Licht- und Schattenseiten, seinen männlichen und weiblichen Aspekten und bedeutet zu lernen, dem Leben zu vertrauen.[10]

Auf diesem Reiseweg entwickeln sich nach Clarissa Pinkola Estes allerdings auch vier entscheidende Fähigkeiten in der Frau. *Erstens* wird die Entschlusskraft gestärkt, von nun an alles daranzusetzen, das Verlorene wiederzuerlangen. *Zweitens* wird ihr bewusst, was wichtiger als alles andere ist. *Drittens* wird ihr klar, was sie zur eigenen Befreiung unternehmen und von nun an und immer praktizieren muss. Und *viertens* werden dabei die medialen Fähigkeiten ausgebildet, das, was manche außersinnliche Wahrnehmungen nennen und was sich als spontane, direkte Einsicht in die Wahrheit umschreiben lässt.[11]

Das Wesen des Weiblichen

Der Wandlungscharakter des Weiblichen

Alle Wandlungsqualitäten erlebt die Frau in ihrer ganzen Körperlichkeit. In den alten, spirituell geprägten Gesellschaften ging man davon aus, dass es jenseits der physischen Form und des dualen Wesens unserer Wirklichkeit letztendlich keinen energetischen Unterschied zwischen Frau und Mann gibt. Demnach wohnten jedem Menschen sowohl weibliche als auch männliche Aspekte inne. So erfährt die Frau in ihren Wandlungsprozessen auch ihre gegengeschlechtliche innere Instanz, die ihr eine Eigenerfahrung mit ihrem männlichen Pol ermöglicht und damit die höchste Stufe der Vereinigung von weiblich und männlich erfahren lässt.

C. G. Jung spricht in diesem Zusammenhang von der Integration des Animus, dem inneren Mann in der Frau, jenem Anteil in der Frau, der ihr Mut, Unternehmungsgeist, Initiative, Objektivität, geistige Klarheit und Wahrhaftigkeit gibt. Jung ist der Meinung, dass der Animus in der Frau meistens in vier Entwicklungsstufen erscheint: zuerst als Symbol physischer Kraft, auf der nächsten Stufe als Initiative und gerichtete Tatkraft, auf der dritten Stufe wird es zum »Wort« und auf der vierten Stufe verkörpert es dann den »Sinn« und wird zum Vermittler schöpferischer und religiöser innerer Erfahrungen, durch die das Leben einen individuellen Sinn findet.

Der Animus »gibt dann der Frau eine geistige Festigkeit, die ihr an sich weiches Wesen kompensiert. Er kann sie dann auch mit dem geistigen Zeitgeschehen verbinden, wobei Frauen oft neuen schöpferischen Ideen gegenüber aufgeschlossener sein können als Männer, weshalb sie von jeher als zukunftswissende Mittlerinnen zur Welt des Geistes verwendet wurden. Oft haben in der Geschichte Frauen neue geistige Inhalte früher in ihrem Wert erkannt als die gefühlsmäßig konservativeren Männer. Dem Wesen der Frau liegt das Irrationale näher, so dass sie sich neuen Inspirationen des Unbewussten besser öffnen können.«[12] Mit der Integration des männlichen und weiblichen Anteils kann das Selbst als eine innerseelische Erfahrung des Göttlichen zu ihr durchdringen und ihrem Leben einen Sinn verleihen.

Das Wachsen und Reifen der Persönlichkeit zu einem sinnhaften und selbstbestimmten Leben kann auch anhand des Wandlungscharakters der Fünf Elemente betrachtet werden. Entsprechend den fünf Wandlungsphasen verläuft auch das Menschenleben in fünf Stadien: Geborenwerden, Wachsen, Reifen, Zerfallen und Sterben. Jede Phase durchläuft bei der Frau zwei Mal sieben Jahre und steht für eine bestimmte Entwicklungsstufe. Die Wandlungsphase Wasser stellt im Menschen die Basis und die Mutter des Lebens dar. Das ermöglicht es dem Menschen, mit Stabilität, Willen und einem körperlichen, geistigen und emotionalen Rückgrat der Um-, Außen- und Mitwelt entgegenzutreten.

Diese grundlegende Energie – die im chinesischen »Jing« genannt wird und dem gebräuchlichen Schriftzeichen für »Quelle« entspricht –, beruht auf Selbstvertrauen und einem starken Selbstwertgefühl. Diese bestimmen die Fähigkeiten und das Handwerkszeug der Frau, die sie in die Lage versetzen, ihre Umwelt so zu verändern und zu gestalten, dass sie ihren individuellen Ansprüchen gerecht wird. Sie lernt es, flexibel zu reagieren und sich den Umständen entsprechend zu verhalten.

Diese Fähigkeit entspricht der Wandlungsphase Holz, welches das Bestreben hat, zu wachsen, kreativ zu sein, Phantasien zu haben und der Intuition zu folgen. In der chinesischen Medizin ist im Holzelement die eigentliche individuelle Geist-Seele »Hun«. Sie umfasst den geistigen Anteil im Menschen sowie die Fähigkeit, zwischen Falsch und Richtig zu unterscheiden, schöpferisch tätig zu sein, sowie Dinge bewusst und planvoll zu verändern. C. G. Jung vergleicht die weibliche Hun-Seele mit Animus.

Im Verlauf ihres weiteren Wachstums nähert die Frau sich der Wandlungsphase Feuer. Diese zeigt sich auf vielen Ebenen: in der Klarheit der Gedanken, in geistiger Präsenz, in der schöpferischen Kraft »shen«, in der Fähigkeit, absichtslos und aus sich selbst heraus zu wirken und nicht dem Willen des Egos ausgeliefert zu sein. Es gilt, den »shen« in sich selbst zu nähren und zu pflegen, um sich für magische und göttliche Kräfte zu öffnen und diese in sich zur Entfaltung zu bringen, um damit Einfluss nehmen zu können. Das wiederum erfordert eine gute Verbundenheit mit der Wandlungsphase Erde und ein individuelles Stehvermögen. Geerdet zu sein heißt, einen Mittelpunkt zu haben, von dem aus die Frau handeln kann. Sich in der Mitte zu verankern, bedeutet Gleichgewicht, Frieden und Harmonie sowie das Gefühl, in sich selbst zu Hause zu sein. Das wiederum ist die Voraussetzung für Mitgefühl, Anteilnahme und Verantwortlichkeit für andere und für das Zusammenleben in einer Gemeinschaft.

Die Wandlungsphase Metall sorgt dann für Gerechtigkeit und Ordnung zwischen den Menschen. Hier gelingt es, loszulassen, was am Zerfallen ist, und abzulegen, was unbrauchbar ist, Abschied zu nehmen, um gleichzeitig herausgefordert zu werden, das Leben zu reflektieren, zu reorganisieren und neu zu bewerten. Das wiederum schafft Platz für Neues, so dass der Kreis mit der schöpferischen Energie der Wandlungsphase Wasser geschlossen wird.

Dadurch folgt ein neuer Kreislauf, der sich zu einer aufwärts windenden Bewusstseinsspirale entwickeln kann. Die Spirale zeigt in ihrer Symbolik den nach oben strebenden und wachsenden Charakter, d.h. die immer wiederkehrende Chance, den noch bestehenden und oftmals gefürchteten inneren Mustern bei der nächsten Schwierigkeit bewusster entgegenzutreten und gelassener zu reagieren, so lange, bis die Frau schließlich in der Lage ist, in Frieden und im Einklang mit ihren tieferen Werten zu sein. Je höher die Frau mit sich im Einklang schwingt, desto höher steigen ihre Frequenzen und ihre Dimensionen, desto schneller dreht sich ihre Spirale und desto spürbarer reguliert sie sich selbst. Dabei erlebt sie immer mehr Heilung und erfährt ein Höchstmaß an Fülle und Wohlgefühl. Um dabei jedoch nicht den Boden unter den Füßen zu verlieren, sollte die Frau auch ihre tieferen Seiten bzw. ihre Schattenseiten ausbalancieren, um ihre Ausrichtung zwischen Himmel und Erde stets zu bewahren.

Wandlungsprozesse passieren im ständigen Fließen und Bewegen von Energien. Das bedeutet auch, nicht gegen Herausforderungen oder Ungleichgewichte zu kämpfen, sondern diese Situationen annehmen, wie sie sind, um ein neues Gleichgewicht unter anderen Umständen entstehen zu lassen.

Die physischen Wandlungsmysterien des Weiblichen sind Blut-Wandlungsmysterien, die das Weibliche zur Erfahrung der eigenen Schöpfungskraft führen. Die Menstruation als Schicksalsmoment des Weiblichen ist das erste Blutwandlungsmysterium, die Schwangerschaft das zweite. Naturhaft und unreflektiert erlebt das Weibliche seinen Wandlungscharakter in der Schwangerschaft, in der Bezogenheit auf das Wachstum des Kindes und in der Geburt. Die Frau ist dabei Organ und Instrument der Wandlung ihrer eigenen Struktur ebenso wie der des Kindlichen in ihr und außer ihr.

Mit der Geburt erfolgt die Wandlung der Frau zur Mutter. Damit formt sich das Leben des Weiblichen bis in die Tiefen hinein: Nahrung geben, Schützen, Wärmen und Festhalten. Das dritte Blut-Mysterium des Weiblichen ist die Wandlung des Blutes in die Milch, das die Grundlage für die Urmysterien der Nahrungswandlung ist. Ein weiteres Mysterium sind dann die Wandlungsjahre oder Wechseljahre, in denen das Blut ganz versiegt. Diese Wandlungsprozesse erlebt die Frau lebensnah in ihrem »Körpergefäß«. Sie sind nicht nur quantitative Veränderung des Stofflichen, sondern führen auch zu einer qualitativen Wandlung, in der ein Neues und Höheres geboren wird, das mit dem Symbol des »Geistes« verbunden auftritt.

Das himmlische Symbol dieses sich wandelnden und wachsenden Lebendigen in der Frau ist der Mond, ein archetypisches Symbol des Wassers, der Feuchtigkeit und der Vegetation sowie Sinnbild des Weiblichen, des Nährenden und Gebärenden in seiner archetypischen Wesenheit. Die Fruchtbarkeit ist in hohem Maße von der magischen Tätigkeit des Weiblichen abhängig, über welche der Mond als die sie dirigierende transpersonale Macht regiert. »Mutterleib, Gebärende des Alls, Frucht aus sich selbst erzeugt«, das ist der Anruf an die große Göttin menschlicher Urzeit, die am Nachthimmel auch der Mond selber ist. Einfall und Intuition sind Ausdruck der Geistgewalt des Unbewussten in der weiblichen Nachtwelt, die dadurch plötzlich und inspiratorisch erhellt wird. Zauber, Magie, aber auch Inspiration und

Weissagung gehören ebenso zum Mond wie zum Weiblichen, welches Schamanin ist, Prophetin und Priesterin. Forschungen von Briffault haben erwiesen, dass Mond und Mondmythologie in der menschlichen Frühgeschichte eine überragende Rolle gespielt haben.[13]

Der Mond kann als Lenkerin des weiblichen Lebens angesehen werden und die Frau dazu anregen, die verborgenen Seiten ihres Wesens einer genaueren Betrachtung zu unterziehen.

Der Wachstumscharakter des Weiblichen

Wenn das Wachsende den dunklen Schoß der Erde durchbricht und »das Licht der Welt« erblickt, wird etwas Neues geboren und freigegeben. Diese Freigabe aus dem Dunklen ins Helle charakterisiert den Weg des Lebens ebenso wie den Weg des Bewusstseins. Das ist einer der Gründe für die archetypische Verbindung der Wachstumssymbolik mit der Bewusstwerdung, wobei Erde, Nacht, Dunkel und Unbewusstes im Gegensatz zu Licht und Bewusstsein zusammengehören. Soweit das Weibliche das in ihm Enthaltene an das Leben und an das Licht frei gibt, ist es die Große und Gute Mutter des Lebendigen.[14]

»Andererseits wird die Große Mutter in ihrer Funktion als Fixierende und Nicht-Loslassende einem Lebendigen, das zu seiner Selbständigkeit und Freiheit kommen will, gefährlich. … Hierhin gehört ein Symbol, das im Mythos und Märchen eine große Rolle spielt, nämlich die Gefangenschaft, … die als einengend und als feindlich erfahren wird. Die Spinne und der Tintenfisch mit seinen einfangenden Armen sind die hier zuständigen Symbole. Darüber hinaus weist die Funktion des Einfangens auf eine aggressive Tendenz, die ebenso wie die Symbolik der Gefangenschaft zum Hexencharakter der negativen Mutter gehört.«

So treten sowohl die positiven Daseinselemente, wie Nahrung, Wärme, Schutz, Sicherheit und Geborgenheit und Freigeben mit dem positiven Bild des Großen Weiblichen in Verbindung, aber auch alle negativen Elemente, die mit Unterbrechungen, Entbehren, Liebesentzug und Störungen des positiven weiblichen Stromes einhergehen.

Die Große Mutter ist nicht nur Spenderin des Lebens, sondern auch des Todes. Hier wird der zur Veränderung führende Wandlungscharakter des Weiblichen wirksam und ein Umschlagen des einen Phänomens in seinen Gegensatz wird möglich.

Ohnmacht, Schmerz, Betäubung, Krankheit, Not, Einsamkeit, Bloßheit, Leere und Wahnsinn können gleichsam Voraussetzungen für das Auftreten von Inspirationen und Visionen sein und sich so als Durchgangsstationen eines Weges manifestieren, der durch die Gefahr zum Heil, durch die Auslöschung im Tode zur Wiedergeburt und zum Neubeginn führt. Umgekehrt kann das positive Element der Inspiration und des positiven Außer-sich-Seins der Ekstase zum Ich-Untergang, zu Besessenheit und Wahnsinn führen. So ist ein Umschlagen in jede der polaren Situationen möglich. Der Pol ist nicht nur ein Endpunkt, sondern auch ein Wendepunkt.[15]

Es ist ein Wendepunkt mit Geistwandlungscharakter, der die ganze Persönlichkeit in eine Richtung bewegt, die das Bewusstsein transzendiert. In diesem Sinne sind Wahnsinn ebenso wie Schau und Weisheit Bewusstseinsgrenzen überschreitende Geistphänomene. Ich möchte nachfolgend den Blick auf die Geistwandlung lenken, die durch Leiden und Tod, Opfer und Vernichtung führt, um dann das Sterbliche zum Unsterblichen gewandelt, erneuert und wiedergeboren aus sich zu entlassen und die auf diesem Weg das Irdische und Menschliche zu seinem höheren Sinn führt und es verklärt. »Eine Wandlung, die in dieser Form stattfindet, ist aber an die Bedingung gebunden, dass das zu Wandelnde in seiner Ganzheit in das Große Weibliche eingeht, das heißt in der Rückkehr in das Mutter-Gefäß stirbt, mag dies als Erde, Wasser, Unterwelt, Urne, Sarg, Höhle, Berg, Schiff oder Zauberkessel erscheinen. Es kann sich bei diesem Wiedergeburtsgeschehen um einen Schlaf in der nächtlichen Höhle, um den Abstieg in eine Welt unter der Erde zu den Geistern und Ahnen der Unterwelt, ... handeln – in jedem Falle ist die Rückkehr zur Erneuerung nur nach dem Tode der alten Persönlichkeit möglich.«[16]

Der Prozess der Selbstwerdung

Dieses Wachsen des Einzelnen ist das, was C. G. Jung beim Menschen als den Individuationsprozess bezeichnet. Dabei sollte man zwei Dinge im Auge behalten: »Zunächst ist es ein unbewusst verlaufender Wachstumsprozess, der im Menschen wie in jedem anderen Lebewesen stattfindet und durch den der Mensch sein Menschsein lebt; aber im eigentlichen Sinne wird dieser Prozess erst eine Wirklichkeit, wenn der Mensch sich dessen bewusst wird. Der Mensch kann dabei durch freie Willensentscheidung mitwirken.«[17]

Ist der Mensch bereit, sich von seinem Nützlichkeits- und Zweckdenken zu befreien, um seinem eigentlichen und vertieften Sein näherzukommen und sich zwecklos seinem inneren Wachstumsprozess hinzugeben, erfährt er Göttliches und Schöpferisches in ganz persönlich-individueller Art, so C. G. Jung. Die wegleitenden Impulse dafür stammen nicht aus dem Ich, sondern aus der seelischen Ganzheit, dem Selbst. Es gibt kein »Was man sollte« oder »Was im allgemeinen richtig wäre« oder »Was einzutreffen pflegt«, sondern nur hinhorchen, was das innere Selbst jetzt hier in dieser Lage von mir oder durch mich erwirken will. So eröffnet sich ein ganz individueller Weg, den jeder einzelne gehen kann. Dieser seelische Wachstumsprozess kann also nicht absichtlich »gemacht« werden, sondern bleibt etwas »Naturgegebenes«. Das seelische Zentrum, von dem aus dieses Wachstum organisiert wird, scheint eine Art Seelenkern zu sein, so C. G. Jung. Er hat dieses Selbst als Zentrum bezeichnet und definiert es als ein Zentrum, das nicht mit dem Bewusstsein in eins fällt und nur durch die Träume erforscht werden kann, welche anzeigen, dass es eine dauernde Ausweitung und Reifung der Persönlichkeit anstrebt. Dieses Zentrum kann sich im Laufe des Lebens mehr oder weniger verwirklichen, je nach dem, ob das Ich bereit ist oder nicht, seinen Winken Gehör zu schenken.

Prinzipiell ist es gleichgültig, ob wir uns frei und willig dem Unbewussten zuwenden oder es mit gewaltigen Wellen aus den Tiefen

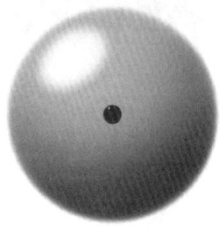

Abb. 4: Die Psyche ist mit einer Kugel zu vergleichen, die auf ihrer Oberfläche ein helles Feld (A) hat, welches das Bewusstsein darstellt. Das Ego ist das Zentrum des Feldes. (Bewusst ist etwas nur dann, wenn »ich« es weiß.) Das Selbst ist der Kern und gleichzeitig die ganze Kugel. (B)[18]

zu uns kommt, um uns seine Macht und Kraft ins Bewusstsein zu rufen – und uns dadurch letztlich »heil« werden zu lassen, so Rüdiger Dahlke und Nicolaus Klein in »Das senkrechte Weltbild«[19]. Wird das Unbewusste missachtet und verdrängt, löst es die Ich-Grenzen mit unbewusster Gewalt und wütet mit größeren Schicksalsschlägen und Krankheiten, um heiler zu werden. Der eigentliche Individuationsprozess, d. h. die bewusste Auseinandersetzung mit dem eigenen Seelenkern, kann mit einer Verwundung, einem Leidenszustand, einer tödlichen Langeweile oder einer Sinnlosigkeit im Leben beginnen. Manchmal kann das eine Art von Berufung darstellen, die aber oft als solche nicht erkannt wird.

Viele Menschen projizieren schnell das Hindernde nach außen und machen Gott, die Weltlage, den Chef, den Ehepartner und andere für alles verantwortlich, was einem nicht passt. Diesen anfänglichen Zustand schildern viele Mythen und Märchen so, dass die regierende Königin alt und krank oder die Prinzessin eingesperrt ist, dass das Königspaar keine Kinder bekommt, was ausdrückt, dass ein großer dunkler Schatten über das noch junge Selbst geworfen wird. In den Mythen wird für die Heilung der Not etwas ganz Bestimmtes und Schwerauffindbares gebraucht: Man sucht etwas, das man nicht erlangen kann oder von dem man sogar nicht einmal weiß, was es ist, z. B. drei goldene Haare, die auf dem Kopf des Teufels wachsen, oder einen Fisch, »der einen goldenen Ring am Maul trägt«. Als Beispiel möge eine kleine Geschichte von Helga Mossbauer dienen:

Das Märchen von einer großen alten und neuen Königin

In einem kleinen Dorf, das inmitten einer hügeligen Landschaft lag, lebte ein junges Mädchen. In der Nacht hatte das Mädchen einen Traum. Eine alte Frau erschien ihr. Sie ging gebeugt und stütze sich auf einen Krückstock. Dann stand sie vor dem Mädchen und sagte: »Es ist Zeit, dass die Königin zurückkehrt.« Das Mädchen wachte auf und rieb sich die Augen.

»Was für ein Traum«, dachte es und erzählte seiner Mutter davon. Die Mutter wurde ganz still und setzte sich. »Mutter, was ist«, fragte das Mädchen. Die Mutter wurde traurig und sagte: »Wir müssen Abschied nehmen. Du musst hinausgehen in die Welt, um die Königin zu suchen.« Die Mutter gab ihr Verpflegung und einen warmen Umhang mit, umarmte sie und strich ihr noch einmal über ihr langes weiches, seidiges Haar.

»Aber wie finde ich den Weg?« – »Lass dich von deinem Herzen führen«, sprach die Mutter, »und schreite mutig voran.« Das Mädchen war schon aus dem Haus, da hörte sie, dass die Mutter ihr nachlief. »Warte!« rief die Mutter. »Hier, nimm das mit und trag es immer bei dir. Ich habe es von meiner Mutter und sie hat es von ihrer Mutter und die von ihrer Mutter «

Das Mädchen war schon tagelang gegangen und sehr erschöpft. Da sah es in der Ferne ein Flüsschen, das sich lebendig durch die Landschaft schlängelte. »Bis dorthin will ich gehen und ausruhen«, dachte es. Es ging einen von großen Bäumen gesäumten Hohlweg hinunter und sah ein kleines Haus. Das Mädchen traute seinen Augen kaum. Vor dem Haus, auf einer etwas verwitterten Bank, saß eine alte Frau. Sie sah genauso aus wie die Frau aus ihrem Traum.

Sie ging auf die Frau zu, und diese sagte: »Ich habe schon auf dich gewartet.« Sie gab dem Mädchen zu essen und zu trinken und einen Platz in ihrem Haus, wo es sich ausruhen und schlafen konnte. Am nächsten Morgen wachte das Mädchen auf. Die alte Frau war nicht da. Sie hatte ihr eine warme Mahlzeit auf den Tisch gestellt. Es wurde Abend, die Alte kam nicht. Das Mädchen nutzte die Zeit, reinigte ihren Körper, wusch ihr Haar und das alte zerschlissene Kleid.

Am nächsten Morgen saß die Alte an ihrem Bett und sagte: »Steh auf, wir wollen gehen, es ist Zeit.« Das Mädchen war noch etwas benommen vom Schlaf, stand auf, aß ein Stück Brot, trank Wasser und folgte der alten Frau. »Wohin gehen wir?«, fragte das Mädchen. »Wir gehen in das Reich der Königin.«

Der Weg führte über eine Brücke, dann am Fluss entlang. Ein kleiner Hohlweg ging bergauf, dem folgten sie. Das Mädchen staunte, wie leicht die Alte den Berg hinaufging. Sie hatte fast Mühe, ihr zu folgen. Oben angekommen, blickte sie in eine weite Landschaft. Hügel umsäumten ein Tal. Im Tal stand eine Frau in einem einfachen weißen Gewand. »Wer ist das?« wollte das Mädchen die Alte fragen. Aber die Alte war nicht mehr da. Die Frau fing an zu tanzen. Das Mädchen stand wie verzaubert, konnte sich nicht rühren und den Blick nicht wenden. Das Kleid der Tänzerin wechselte die Farben, grün, purpur, golden

Dann, magisch angezogen, bewegte sich das Mädchen auf die Tänzerin zu und bemerkte, dass neben der Tänzerin eine Truhe stand, gefüllt mit den schönsten Kleidern. Die Tänzerin hielt inne und ermutigte das Mädchen, sich ein Kleid auszuwählen, um mit ihr zu tanzen. Alle Kleider waren wunderschön. Das Mädchen wollte sie alle, konnte sich nicht entscheiden und tanzte, tanzte… und tanzte. Sie konnte nicht aufhören zu tanzen, war schon erschöpft.

Da hörte es ganz leise und von weit her die Stimme ihrer Mutter: »Wähle mit dem Herzen, dann wirst du das Richtige finden.« Und es wählte ein Kleid aus – ihr Kleid, keiner anderen würde es passen. Es war das Purpurne. Plötzlich Stille. Die Tänzerin war nicht mehr da. Vor dem Mädchen ein Tor. Knarrend öffneten sich die Flügel. Es durchquerte in ihrem purpurnen Kleid das Tor und ging weiter.

Groß und kraftvoll streckte eine alte Eiche am Wegesrand ihre Äste in den Himmel. Über dem Tal kreisten Greifvögel und stießen durchdringende Schreie aus. Ihre scharfen Schnäbel und Krallen erschienen dem Mädchen übergroß und gefährlich. Kein Mensch war weit und breit zu sehen. Die riesigen Vögel zogen ihre Bahnen und kamen immer näher heran. Dem Mädchen wurde unheimlich zu mute, es bekam Angst und suchte unter der großen Eiche Schutz. Es fühlte sich müde und ausgelaugt.

Unter der Eiche war es licht und hell. Die Sonnenstrahlen drangen durch das Blätterdach, Lichtflecken tanzten wie kleine Sterne in diesem Raum und streichelten seine Haut. Es fühlte sich geborgen und seine Kräfte kehrten zurück. Ein alter weiser Mann kam des Weges und setzte sich zu ihm unter die Eiche. Er fragte es, was es hier wolle, und es erzählte seine Geschichte. Alles von Anfang an. »Und überhaupt«, sagte es, »es ist alles so sonderbar, und die Alte ist auch nicht mehr da. Sie wollte mich doch begleiten.« Es fragte den Alten nach der Königin.

Der Alte erzählte, dass ein Zauber über dem Land der Königin liege. »Vor langer Zeit wollte man das Reich der Königin zerstören. Die starke, mächtige und weise Königin konnte der Übermacht kaum noch standhalten. Sie musste eine Entscheidung treffen. Sie verließ ihren Thron, niemals aber ihr Land. Sie beherrschte die Zauberkunst und legte einen Schleier, der sie unsichtbar machte, über sich. Überall suchte man nach ihr. Da man sie nicht fand, verhängte man einen Bann über sie. Nie mehr sollte sie den Schleier heben können. Ihr Volk wurde geblendet und ihm das Gedächtnis geraubt. Ihr Schmerz war riesengroß, aber sie hielt ihn aus. Sie wusste, es würde eine Zeit kommen, da würden die Menschen ihre Hilfe brauchen, um wieder sehen und sich erinnern zu können. Ihren Thron gibt es immer noch. Er wirkt unscheinbar. Viele gehen vorüber. Nur die, die auf der Suche nach ihrer inneren Königin, nach der Herrscherin im eigenen Reich sind, können ihn besteigen. Denen gibt sie ihre ganze Kraft.«

Das Mädchen bedankte sich. »Ach ja, die Alte und die Tänzerin? Kennst du sie?« Der Alte lächelte. In seinen Augen sah sie, dass die beiden ein und dieselbe waren. Sie verabschiedete sich vom Alten und ging weiter. Fast wäre sie vorübergegangen, ein unscheinbarer Ort in einer Mulde, von Wiesenhängen umsäumt. Eine blühende wilde Rose zwischen großen Steinen. Das Mädchen hielt an, zögerte. »Darf ich wirklich den Thron besteigen?« Es nimmt allen Mut zusammen, besteigt den Thron und nimmt seinen Platz ein.

Ein kraftvolles Leuchten, die Wärme und Liebe der großen alten Königin durchströmt sie und erfüllt sie und das ganze Tal. Das Mädchen fällt auf die Knie und dankt ...

Alle wegleitenden Ratschläge des Menschenverstandes versagen. Nur eines scheint immer wieder hilfreich: dass man sich dem herannahendem Dunkel zuwendet und dessen verborgene Zielrichtung vorurteilslos und möglichst naiv durch Hinhorchen und Hinschauen zu erforschen versucht. »Wenn man sich so vorurteilslos dem Unbewussten nähert, quillt es oft in einer Fülle von hilfreichen Bildern und Symbolen empor, manchmal aber bietet es einem zunächst auch eine ganze Reihe von bitteren Medizinen an, die geschluckt werden müssen, nämlich schmerzliche Einsichten in das, was man bei sich nicht wahrhaben will – lieber nur bei den anderen: Dinge wie Egoismus, Denkfaulheit, Phantasterei, Unexaktheit, Feigheit, Geldgier und alle jene kleine Sünden, von denen man im Moment denkt: ›Ach, das macht nichts, es merkt es ja niemand.‹ oder ›Die andern tun es ja auch.‹ Wendet sich der Mensch dem Unbewussten freiwillig zu, lösen sich die Begrenzungen und Schranken des Ichs und öffnen sich freiwillig für das Geheimnis des Mysteriums in sich. In diesem Sinne hilft es nicht, irgendwelche anderen Leute nachzuahmen, denn jeder hat seinen einzigartigen Auftrag zu erfüllen; wenn auch alle menschlichen Probleme sich immer ähnlich bleiben, so sind sie doch nie gleich.«[20]

Sterben und neu geboren werden

Der Transformationsprozess des Weiblichen, der mit einem Gang in die Unterwelt und einem längeren Verweilen dort verbunden ist, und das Aufwecken zu neuem Leben erweist sich als Element der uralten weiblichen Lebensfeier, des »Stirb und werde«, wodurch das bewusste Leben zurückverbunden wird an die schöpferischen Kräfte der Natur und des unbewusst Seelischen. Das Unbewusste ist das, was dem Menschen in weiblicher Funktion erschienen ist: gebärend, nährend, bergend, Gestorbenes wieder aufnehmend und neu hervorbringend; alles Inhalte, die sich mit der Vorstellung von »Mutter Natur« verbinden lassen. Das lateinische Wort von Mutter ist »mater«. Die Natur bezeichnen wir als Materie, ein Wort, welches von »Mutter Natur« abgeleitet ist. Es ist im seelisch und naturhaft Unbewussten als weiblicher Ursprung tief verankert.

Da das moderne Bewusstsein diesen Sachverhalt fast nicht mehr zur Kenntnis nimmt, sich sogar ziemlich abgekoppelt hat vom seelisch Unbewussten, erlebt die Frau sich selbst und die äußere Natur nicht mehr als Ausdruck des Unbewussten, sondern als nicht mehr lebendig beseelt und als nur noch funktionell agierend. Wollen wir das seelisch Unbewusste in uns und in der Natur wiederentdecken, gehört es dazu, in die weibliche Unterwelt, das heißt, in den seelischen Uterus, abzusteigen, sich also den Zugang zu den weiblichen Urbildern des Lebens zu erschließen und bewusstzumachen. Das Bewusstwerden der Frau und ihr Erinnern an die ihr von der Natur gegebenen Wurzeln ist deshalb ein guter Weg, sich aus den männlichen Bewusstseinsstrukturen zu entfesseln und den Weg in die eigenen Tiefen zu gehen.

Es bedeutet, sich auf den Weg zu machen, die weiblich-seelische Welt in sich selbst zu suchen, in die seelische Unterwelt abzusteigen, übergriffiges und manipulierendes Verhalten in der Tiefe zu spüren und alte Verletzungen wieder zu erkennen. Bewusstwerden ist ein individueller Prozess, der schmerzhaft sein kann, traurig stimmt und das Gewohnte und Alltägliche in Frage stellt und an der bestehenden Lebensordnung rüttelt. Bewusstwerden bedeutet, die Wahrnehmungsfähigkeit und die Sensibilität für das »weibliche Verletztsein« zu verfeinern. Es ist eine große Chance, die eigenen Panzerungen des »Ichs« anzuschauen, abzulegen und das Selbstwerden der Frau zu unterstützen. Es ist ein Prozess, der nicht nur von persönlicher intellektueller Erkenntnis durchdrungen ist, sondern ein Anteil-Gewinnen an kollektiv-seelischer Einsicht. Eine Frau, die sich die Inhalte ihrer seelisch-weiblichen Natur aneignet, erlebt ihre Präsenz und Stärke von innen heraus und braucht keinen Panzer für ihr »Ich«. Ohne diese Integration ihrer abgespaltenen ursprünglichen weiblichen Lebensenergien wird eine Weiterentwicklung zu einem umfassenderen ganzheitlichen Bewusstsein nicht möglich sein.

Der Weg zunehmender Bewusstwerdung schließt eine religiöse Auseinandersetzung mit ein. Religion war in ihren archaischen Anfängen und über lange Zeiträume hinweg weiblich ausgerichtet, orientierte sich an den Rhythmen der Natur, dem Kosmos und dem seelisch Unbewussten, den Träumen und Visionen, eingebettet in den Zyklus von Tod und Leben. Seelische Urbilder und Symbole zeigen ihren hohen Offenbarungsgehalt.

Mit dem Entstehen des Patriarchats wurde das ursprünglich weibliche Lebensmuster verdrängt und der Menschheit ein männlich-rational-technologisches Bewusstsein übergestülpt. Dieses Bewusstsein hat es dem Menschen verwehrt, den ihm *von* der Natur *in* der Natur zugeteilten Platz der Einordnung in das ganzheitlich orientierte weibliche Bewusstsein einzunehmen. Das heute noch bestehende Nicht-Wertschätzen, Bevormunden, Diskriminieren und Verachten des Weiblichen in der Frau, aber auch im Mann, wird durch die Projektionen des abgespaltenen Weiblichen offenbar.

Mit dieser Abspaltung wird jedoch die körperliche und seelische Herkunft des Menschseins aus dem weiblichen Uterus und dem Schoß der Erde verleugnet. Mit dieser Abspaltung wird der lebensspendende, weiblich-schöpferische und nährende Anteil in uns und außerhalb von uns verdrängt, wodurch auch kein authentisches Bewusstwerden und Wachsen nach oben möglich wird.

Heute gibt es, genauso wie früher, noch sehr gewaltsame Vorgehens-weisen der Verdrängung und der Verkümmerung des Weiblichen. Die Hexenverfolgung ist hierfür ein Beispiel aus der Geschichte. »Hexen« waren oft heilkundige, weise Frauen, die Wissen um die elementaren Lebensvorgänge hatten: um Empfängnis und Geburt, um Krankheit und Heilung, um Sterben und Tod. Hier war es das Christentum, wel-ches die ganzheitlich ausgerichteten weiblichen Lebensmuster auszu-rotten versuchte und den Frauen die Möglichkeit nahm, ihr wahres Sein als Frau zu suchen und zu leben. Es gibt in den patriarchalen Gesellschaften und Institutionen seit Tausenden von Jahren immer wieder zivilisierende Versuche, die weibliche Natur zu beherrschen, zu unterdrücken und zu überwältigen. In diesem langen Prozess der tiefenreichenden unbewussten Unterdrückung entstanden ethische und moralische Vorstellungen und Klischees für das typisch weibliche oder männliche Verhalten, die sich tief im Bewusstsein von Frau und Mann verankert haben und zu Automatismen wurden.

Ist die Frau auf dem Weg der Bewusstwerdung, kostet es sie viel Kraft und innere Stärke, in das verborgene »Wissen« hinabzusteigen und es aus den eigenen Tiefen heraufzuholen, wie auch Mut und Vertrauen, es in unseren patriarchalen Gesellschaften auszudrücken und zu leben. Diese Botschaft des Hinabsteigens in die eigene Unter-welt, die Verwandlung in der Tiefe und das Wiedergeborenwerden zu neuem Leben ist eine uralte vorchristliche Symbolik. Im Christentum finden wir in der Jesusgeschichte von Tod und Auferstehung Aspekte dieser alten weiblichen Symbolik: das Grab, in dem das weibliche Sinnbild der Höhle steckt, der Abstieg in die Unterwelt, das Aufer-wecktwerden am dritten Tag, das Auffinden des leeren Grabes durch Frauen und die Auferstehungsbotschaft an sie. Auch hier hat sich die Wandlung zum göttlichen Menschen mit einer neuen Art zu leben in der Unterwelt ereignet. »Über seine eigene Wandlung hinaus ist er auch zu einer neuen Beziehung zur Unterwelt fähig und mächtig geworden – die Schlüssel sind gewiss in erster Linie zum Öffnen und nicht zum Verschließen gedacht.«[21]

Der ursprünglich gedachte stellvertretende Abstieg Christi in die Un-terwelt zeigt in seinen Urbildern die große Chance für die Menschheit, zu einem ganzheitlicheren Bewusstsein zu gelangen. Allerdings ist im Laufe der patriarchalen Geschichte und der christlichen Religion eine immer größere Entfremdung und Abspaltung des Unterweltaspekts eingetreten, das Körperliche wurde vernachlässigt, das natürlich Weibliche entfremdet. Mit der Abspaltung der Hölle als Ort ewiger unaufhebbarer Verdammnis und Verlorenheit, der Unterwelt mit dem Fegefeuer als Durchgangsstadium zum einzigen Ort christlicher Transzendenz, dem Himmel – mit dieser Abtrennung wurde ein wesentlicher Teil der Psyche abgespalten.»Was in archaischen weiblichen Religionen der Mutterschoß der Erde als Ort der Wandlung des gestorbenen Lebens zur Wiedergeburt war, ist im Christentum zu einem Ort grauenhafter Torturen … und der Vorstellung von der Hölle geworden. … Im Bild der Hölle wird die seelische Unterwelt als etwas total Negatives klassifiziert; Menschen, die an die Hölle glauben, können es unmöglich wagen, sich dem Unbewussten zu nähern, dessen Symbol eben im Christentum diese Hölle geworden ist.«[22] Damit geht auch eine Verteufelung des Weiblichen und eine Abwertung der Frauen einher. Auch das Fegefeuer, stellvertretend für den himmlischen Transzendenzgedanken, nimmt in abgeschwächter Form an der Verteufelung des Seelischen teil, denn es ist wegen der Abspaltung des Seelischen kein wirklich transzendierendes Feuer der Wandlung.

Auf dem Weg zunehmender Bewusstwerdung des Seelisch-Weiblichen mögen viele Frauen wegen ihrer langanhaltenden Verletzungen durch patriarchale Strukturen das Vertrauen in den christlichen Glauben verloren haben. Auch wenn die patriarchalen Gesellschaften und Institutionen ursprüngliches Gedankengut nach männlichen Vorstellungen manipulierend verändert haben, bleibt die christliche Überlieferung mit der Geschichte vom Abstieg Christi in die Unterwelt eine bildhafte Sprache. Sie stellt eine große Chance dar, das damalige Bewusstsein mit dem heute menschheitlich Unbewussten auf eine neue Weise zu verbinden und so die Menschheit auf dem spirituellen Weg zur seelischen Ganzheit ein großes Stück voranzubringen, so Maria Kassel.

Die Heilung aus der Abspaltung

Der weibliche Weg ist immer eine abenteuerliche Expedition. Und gerade für Frauen, die so lange in Unterdrückung und Abhängigkeit, unter Kontrolle und Herrschaft und hinter Schichten von physischen, emotionalen und intellektuellen Panzerungen gelebt haben, ist diese Reise, die ins Unbekannte und Unbewusste führt, eine waghalsige Unternehmung mit Herausforderungen, Prüfungen, Entbehrungen, Trennungen, Krisen, Strapazen, gefährlichen Gratwanderungen und süßen Versuchungen, die immer wieder mit materiellen Reizen locken oder originelle Abkürzungen versprechen. Auf dem weiblichen Weg geht es darum, der inneren und äußeren Dunkelheit furchtlos entgegenzutreten, auf bedrohliche Schatten zuzugehen, der Angst ins Auge zu sehen, in seiner Mitte zu bleiben und sich nicht ablenken zu lassen. Dieser Weg ist kein Weg, der von anderen kopiert oder gekauft oder der konsumiert werden kann. Diesen Weg geht jede Frau alleine, ohne sich umzuschauen und auf jemanden zu warten, der das tun soll, was man selbst nicht tun will. Und da niemand besser weiß als man selbst, was zu tun ist, könnte es der Mühe wert sein, wenn jede Frau bestrebt ist, im eigenen Unbewussten einen Ausweg zu finden. Der bewusste Verstand kann in dieser Hinsicht kaum etwas Nützliches leisten.

Selbstzweifel, Kraftlosigkeit, Ausweglosigkeit und Ängste sind manchmal da, wenn du nicht weißt, wohin die Reise überhaupt geht. Das »Alte« geht nicht mehr, das »Neue« ist noch nicht sichtbar. Das kann für eine Zeit zu Verwirrung, Chaos, Widerstand und Leere führen, so dass schnell zurückgerudert und das »Alte« bewahrt wird. Wird diese Übergangssituation und die Leere jedoch ausgehalten, kann ein »Nährboden« für neue Impulse und Experimentierfreude entstehen. Ein »Zurück« fühlt sich dann nicht mehr richtig an.

Auf einer meiner schamanischen Reisen öffnete sich für mich eine neue Tür, und ich sprach etwas für mich Neues aus. Fast zur gleichen

Zeit erreichte mich eine Nachricht auf dem Handy, dass die über fünf-
zehn Jahre bestehenden Mietverträge für Kursräume von Seiten des
Vermieters fristlos gekündigt würden. Ich war sehr erschrocken, denn
es brach mit dieser Kündigung eine lange Verbundenheit mit diesem
Ort und den dortigen Menschen weg – ein mich über lange Zeit beglei-
tender Platz, der es mir all die Jahre ermöglicht hatte, mich über meine
Kurse zum Ausdruck zu bringen. Zudem rüttelte es an meiner finanziellen Sicherheit. Erst war ich wie erstarrt und handlungsunfähig. Dann
kämpfte ich noch einmal, um mir etwas lange Aufgebautes und Vertrautes nicht einfach wegnehmen zu lassen. Die Entscheidung war wieder
offen: kämpfen, um das Alte zu halten und mit ein paar persönlichen
Kompromissen weiterzumachen, oder vertrauen, um das Neue und für
mich noch Unbekannte zu empfangen. Es ging für eine Zeit immer hin
und her. Aber tief in mir wusste ich schon, dass diese Situation, die an
meiner finanziellen Basis rüttelte, zugleich eine Herausforderung war,
mich neu zu orientieren, um das Neue in mir in mein Leben zu lassen.
Ich übte mich im Vertrauen und Annehmen dieser Herausforderung.

Immer wieder gibt es solche Grenzsituationen, manchmal auf der
körperlichen, der energetischen oder der mentalen Ebene, die Herausforderung, Vertrauen, persönliches Engagement, Mut und Entschlossenheit der Frau erfordern. Es ist manchmal schwer, wirklich
ehrlich mit sich selbst zu sein, die eigenen Schwächen anzuschauen
und herauszufinden, was hinter ihnen steckt. Und sich für die Veränderung zu entscheiden, ist schlichtweg harte Arbeit. Aber sie lohnt
sich außerordentlich. Ich möchte Frauen in diesen Grenzsituationen
Mut machen, der eigenen Wahrnehmung und Empfindung zu folgen
und zu vertrauen; sich zurückzuziehen und in den eigenen Körper zu
spüren; sich regelmäßig zu reinigen, sich energetisch gut zu nähren
und die eigenen Potentiale zu bewahren. Das kann auch einmal einen
Rückzug bedeuten, um das kollektive Feld der Beeinflussung und Manipulation aus dem Abstand zu erfassen und sich den persönlichen
Raum für den eigenen inneren Transformationsprozess zu geben. Es
kann eine Phase des Rückzugs und der Umorientierung sein, nicht
nur gedanklich.

Diese Umorientierung umfasst das ganze Leben. Das kann in der Konsequenz bedeuten, nicht mehr nur mitlaufend das zu tun, was die Mütter und Freundinnen alle tun, sondern auch einmal bewusst »gegen den Strom zu schwimmen«, bereit, mutig und entschlossen zu sein, neue, unbekannte Wege zu gehen. Das ist dann der Weg der Rebellin, der Befreiungskämpferin und der Kriegerin, die sich befreit und ihr eigenes Körperland zurückerobert. Wenn wir Kriegerinnen der Wahrheit und der Integrität sind, ermutigt uns das Göttliche in uns, negativen Stimmen, die uns ängstlich machen, kein Gehör mehr zu schenken. Dieses feurige göttliche Sein regt uns an, tief im dunklen Schlamm unserer Emotionen zu graben und sie als das zu erleben, was sie tatsächlich sind: ein subtiler Tanz der Schwingungen.

Das kostet viel Kraft, Energie und Zeit, weil viele alte, zurückliegende energetische Verbindungen und Prägungen durchtrennt und neue verknüpft werden müssen. Und da wir von klein auf darauf programmiert waren, sofortige Befriedigung zu verlangen und schnelle Problemlösungen zu erwarten, bedarf es auch genügend Disziplin, spirituelles Wissen und aufrichtige spirituelle Lehrer, die diesen Prozess liebevoll und achtsam begleiten.

Lehrerinnen sollten den weiblichen Weg selbst gehen und sich selbst tief auf den weiblichen Heilprozess eingelassen haben, um aus ihrer weiblichen Intuition und urweiblichen Erfahrung authentisch heraus wirken zu können. Es entspricht nicht der weiblichen Heilarbeit, sich an Konzepten, Theorien oder Techniken zu orientieren. Jeder Frau bleibt keine andere Wahl, als sich ihre eigenen Lehrer, Therapeuten und Begleiter selbstverantwortlich zu suchen, um den weiblichen Weg immer wieder neu zu finden. Dabei liegt es in der Selbstverantwortung und dem Bauchgefühl der Frau, Lehrer mit kommerziellen Absichten von spirituellen Lehrern zu unterscheiden. Auch diese Entscheidung wird getroffen durch das Vertrauen der Frau auf die eigene Wahrnehmungsfähigkeit.

Werden Techniken oder Übungen von Lehrern angeboten, die nicht deinem Empfinden entsprechen, entscheide dich für deine wahrnehmende Empfindung. Nichts kann erzwungen oder verallgemeinert werden. Es geht um die eigene Erfahrung, die niemand dir vorgeben oder ausreden kann. Unser spiritueller Supermarkt heute bietet viele traditionelle Wege der Heilung, leider oft ohne traditionelle Einbettung und ausgiebige Schulung. Unwissentlich werden wir zu Schachfiguren dieser angeblichen Meister der kollektiven Suggestion, deren wahre Aufgabe darin besteht, uns all dem zu entfremden, was wahrhaft spirituell ist.

Zu bedenken ist auch, dass wir Übungspraktiken anderer Kulturen und Religionen, sei es aus Indien oder China, nicht blind auf unsere Lebensweise übertragen können. Diese Praktiken haben ihre ganz eigene geschichtliche Verwurzelung und stehen in einem anderen Zivilisationszusammenhang. Wir glauben manchmal, wir würden das innere Licht einer Kultur begreifen, wenn wir deren äußeren »Schmuck« anlegen. Wir praktizieren Power-Yoga nicht wegen seiner inneren Offenbarungen, sondern als ein Mittel, unseren Körper gelenkig und attraktiv zu erhalten. Wir sind sehr angetan vom Qigong, sehen es aber nicht als einen heiligen Weg der inneren Ausrichtung und Verwandlung, sondern als ein Mittel, den übervollen Alltag durch fließende Bewegungen in entspannter Atmosphäre auszugleichen. Wir fasten in der Gruppe, nicht um eine spirituelle Reinigung zu vollziehen, sondern um Körpergewicht zu verlieren.

Viele von uns laufen zu Medien und charismatischen »Zauberern«. Wir glauben, sie könnten uns bei wichtigen Entscheidungen helfen und uns Einblicke in unsere alles verzehrenden Probleme verschaffen. Alle diese Wege und Möglichkeiten sind jedoch eingebunden in eine Tradition und unterliegen einer inneren Hierarchie, die dazu helfen kann, die Ebene und die Tiefe dieser Praktiken und ihre Tragweite deutlich zu erkennen und ihr Ausmaß auch auszuhalten. Alte Traditionen und Praktiken wurden durch eine Überlieferungskette der Einweihung am Leben erhalten und jeweils von Meistern an »reife« Schülerinnen weitergegeben. Diese bewusste Einweihung des reifen Schülers finden wir heute kaum noch.

Ebenso häufig ist zu sehen, dass der Stufenweg der inneren Heilung in der heutigen Zeit nicht eingehalten wird; Heilungsprozesse werden »abgekürzt« oder ganz »übersprungen«. Darin liegt die Gefahr, die »Inneren Türen« vorschnell zu öffnen und mit einer Wahrnehmungsfähigkeit und Sensibilität konfrontiert zu werden, die einem den Boden unter den Füßen wegreißt und den Zugang zum realen Leben verschließt. Dann leben diese Frauen oft alleine und isoliert und halten nur wenige Kontakte aus.

Andererseits gibt es heute auch viele hochsensible Menschen, die eine natürliche Beziehung zu diesen Sphären haben. Da ihnen aber oft die Verbindung zu einer spirituellen Tradition und zu einem echten Lehrer fehlt, können sie das, was sie sehen, nicht interpretieren, weil es in keinen vertrauten Bezugsrahmen passt. Sie verfügen auch nicht über die Mittel, das wahre Wesen der Quelle zu erkennen, aus der eine solche Schau stammt, und können daher nicht wissen, ob diese Quelle guter oder böser Natur ist.

Ein guter Lehrer bereitet dich für den Heilungsweg vor, zeigt dir energetische Übungen und Meditationstechniken, erklärt Heilungsdynamiken und Heilungsreaktionen und steht dir zur Verfügung, wenn du Rat brauchst. Wenn es dann in die Tiefe geht und das Gemüt ins Wanken gerät, kann die Frau gut vorbereitet diese gelernten Techniken und Hilfen abrufen und anwenden, kann sich auf sich selbst verlassen und sich selbst helfen. Dann unterbricht sie diesen Heilungsprozess nicht, verliert keine kostbare Zeit und lässt sich nicht vom Weg abbringen.

Häufig kommt es vor, dass die Frau sich mit ersten Erfolgen der Befreiung zufrieden gibt, vielleicht sogar ihre berufliche oder familiäre Situation neu ausrichtet und gleich selbst als Therapeutin oder Lehrerin arbeiten möchte. Diese Frauen haben dann einen kleinen Hauch des weiblichen Weges wahrgenommen und lassen durch neues engagiertes und geschäftiges Tun, gelenkt durch den allwissenden Verstand, ihren sensiblen weiblichen Samen wieder verkümmern.

Es ist nämlich ein enormer Schritt, plötzlich seiner Intuition zu vertrauen und nicht mehr dem allwissenden Verstand, denn es erfordert viel Vertrauen in das weiblich Wahrnehmende und die Fähigkeit, innerlich beweglich zu sein, was wir lange, lange Jahre unterdrückt haben. Aber um der wahren weiblichen Tiefe zu begegnen, bedarf es schon sehr viel Spürsinn, zum einen, um all die dunklen Schleier der eigenen Entwicklung zu lüften, zum anderen aber auch, um die

Verwirrungen und Täuschungen der spirituellen Angebote und Lehrer aufzudecken.

Bei den meisten Frauen in unserer materialistischen Gesellschaft ist jedoch der wahre innere Weg der Frau zu ihren eigenen Schätzen fast völlig in Vergessenheit geraten. Viele Frauen definieren sich auf der Grundlage männlicher Normen mit einem wachsendem Bedürfnis nach Macht, Ansehen und Leistungsfähigkeit. Sie verfügen nicht mehr über die altehrwürdige Erfahrung oder über geeignete Vorbilder, die ihren essenziell weiblichen Geist und die alten Werte fördern. Sie fühlen sich verloren und verwirrt, unterschätzt und untergeordnet und kämpfen deshalb nach maskulinem Vorbild um ihre Fähigkeiten und Wertigkeiten. Es entstand eine Gesellschaft egozentrischer Frauen, die ihre wesentlichen Rollen als Mutter, Lehrerin und spirituelle Wegweiserin und ihre eigenen Träume gegen weltliche Macht, Ruhm und materiellen Reichtum eingetauscht haben. Unser gegenwärtiges Leben wird vom Gott Verstand regiert, der unsere größte und tragischste Illusion ist.

Innen wie Außen

Da wir als Wesen mit Bewusstsein unsere eigene Subjektivität nicht unmittelbar wahrnehmen können, betrachten wir sie in Spiegeln, die uns die Außenwelt und vor allem andere Menschen vorhalten. In der psychologischen Fachsprache heißt dieser Vorgang Projektion, das heißt, unsere Augen sehen im Außen die Bilder, die in der Seele zu Hause sind, und verwechseln sie mit der äußeren Realität. Eine solche Projektion hindert aber an der seelischen Weiterentwicklung. Sie ist ein Hemmnis auf der Seelenreise, das Verzögerungen bewirkt, unter Umständen zu gefährlichen Umwegen zwingt oder die Reise überhaupt abbrechen lässt. Es ist nicht der Blick in die Ferne, der uns wachsen lässt, sondern eher in die Nahe, indem wir auf uns selbst blicken.

Es liegt die Vermutung nahe, dass wir draußen das suchen, was wir letztlich nur in uns selbst finden können. Nur durch die Umkehr der Blickrichtung ist ein Wiederfinden der Seele möglich. Der Blick nach innen, in unsere seelische Welt, ist das, was uns am tiefsten berührt. Wir bekommen damit unsere persönliche Wahrheit zu Gesicht; das kann schmerzlicher sein als das Beschäftigen mit äußeren Lebensumständen. Eine solche Begegnung mit der Welt in uns setzt aber ein anderes »Sehen« voraus, als wir es gewöhnlich gelernt haben. Das *Sehen* muss zum *Betrachten* im wörtlichen Sinne werden, so Thorwald Dethlefsen[23]. Diese andere Art des Sehens und Denkens nennt Rüdiger Dahlke das »senkrechte Denken«, denn es folgt dem Gesetz der Analogie. Analogie beschreibt einen nicht-kausalen Zusammenhang, einen Zusammenhang, der nicht dem linearen Prinzip von Ursache und Wirkung folgt, sondern der eine »Immer-wenn-dann«-Beziehung formuliert, die man auch Synchronizität oder Parallelität von Gegebenheiten (C. G. Jung) nennen kann.

Parallelität zeigt sich im Innen und Außen. Alles, was wir denken, fühlen und imaginativ erschaffen, fällt als Schatten auf uns zurück und wird dort manifestiert. Ein Beispiel: Zeigt sich im Inneren ein

Gedankenmuster wie »für mich ist nie genug da«, kann sich auf körperlicher Ebene ein Problem mit dem Gewicht zeigen. So kann mit diesem Heilungsansatz bei einer Gewichtsproblematik eine ganz andere Ausrichtung in das übliche waagerechte Denkmodell integriert werden. Das eine macht deshalb das andere nicht falsch oder wertlos. Die Lösung liegt in der Mitte: in der Mitte der Kluft zwischen dem analytischen Denken der linken Gehirnhälfte und dem ganzheitlich-intuitiven Denken der rechten Gehirnhälfte.

Das senkrecht-analoge Denken aber kann uns helfen, diese Kluft zu überbrücken und vielleicht sogar zu schließen, so Rüdiger Dahlke[24]. Und da wir in der Vergangenheit ein ziemliches Defizit an ganzheitlich-intuitivem Denken hatten, ist das senkrechte Denken ein lernbarer Schritt in Richtung Ganzheit, verbindend, vereinigend und wahrnehmend. Für das Verständnis von Heilungswegen ist das senkrechte Denken sehr bedeutsam. Viele traditionelle und klassische Heilmethoden und Wissenszweige nutzen dieses senkrecht-analoge Betrachten bzw. die verschiedenen Heilungsebenen. Wir finden es u. a. bei der klassischen Astrologie, der Traditionellen Chinesischen Medizin, der klassischen Homöopathie oder der Psycho-Kinesiologie nach Dr. Klinghardt.

Die Ebenen der Heilung

Bewusstseinsveränderung ist der Weg, die Art des Daseins in dieser Welt grundlegend zu verändern. Dafür ist es jedoch notwendig, auf den verschiedenen Ebenen des Körpers Ordnung und Strukturierung zu schaffen, um das *Betrachten* zu ermöglichen und zu erkennen, was sich gegenseitig ergänzt und beeinflusst. Wir finden in allen Kulturen und Weltanschauungen verschiedene solcher Ordnungssysteme vor. Solche Systeme oder Grundpläne haben immer eine besondere Betrachtungsweise des Ganzen zur Grundlage. Von jedem Bewusstseinszustand aus muss sich die Schöpfung anders zeigen.

Eine Möglichkeit für die ganzheitliche Heilung ist die Betrachtung im vertikalen Heilsystem, nämlich die Heilpyramide oder die »Fünfkörperlehre« aus dem weit über 5000 Jahre alten indischen Tantra-Yoga. Andere Weisheitsschulen gehen statt von der Fünf-Körper-Ebene von einer Sieben-Körper-Ebene aus. Dr. Dietrich Klinghardt hat das Modell der Fünfkörperlehre aufgegriffen und das »Modell der Fünf Ebenen des Seins« genauer und zeitgemäßer definiert. Menschen, die den Heilungsweg gehen, benötigen eine Versorgung auf allen Ebenen des Seins, so die Meinung von Dietrich Klinghardt. Die Ursache einer körperlichen oder seelischen Erkrankung kann auf jeder dieser fünf Ebenen liegen. Ich möchte dieses Modell nach Dietrich Klinghardt kurz vorstellen:

Der Mensch existiert gleichzeitig in verschiedenen Dimensionen. Die unterste oder dichteste Ebene unseres Daseins ist der *physische Körper,* mit dem wir fühlen, hören, sehen, riechen und schmecken. Die Sinneswahrnehmungen führen zu bestimmten Empfindungen, wie zum Beispiel: Mir ist kalt. Es ist dunkel und fest. Und so weiter. Daraus konstruiert sich der Mensch seine Realität. Auf der körperlichen Ebene gibt es eine Vielzahl von Therapien, die konventionelle Medizin, die Homöopathie mit Niedrigpotenzen, die orthomolekulare Medizin mit Nahrungsergänzungsmitteln, die Hormonbehandlung,

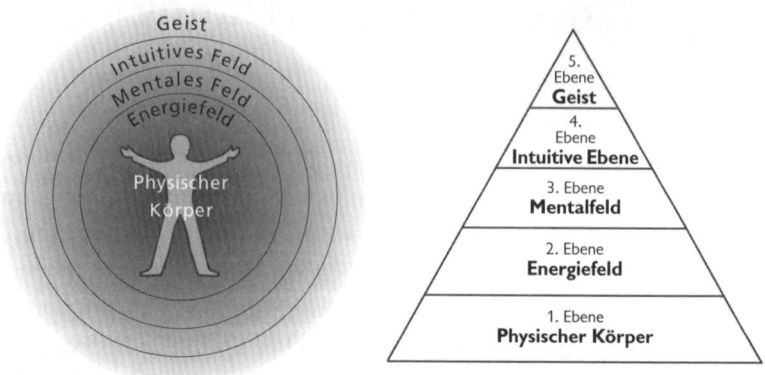

Abb. 5: Das Sphärenmodell[25] und die Heilpyramide[26]

die Pflanzenheilkunde, die Schwermetallausleitung, die Krankengymnastik, die Osteopathie sowie alle chirurgischen Maßnahmen.

Die nächsthöhere Ebene ist das *Energiefeld*. Mit dem Energiefeld ist die energetisch verdichtete Schicht gemeint, die sich um jeden lebendigen Körper wie eine äußere Hülle bildet. Dieses biomagnetische Lichtfeld kann sich aber auch über die Haut hinaus bis ins Unendliche ausdehnen. In diesem Feld ist die Gesamtinformation des Körpers gespeichert. Diese Information wird auf den Körper zurückgesendet, von Lichtleitern und Lichtempfängern im Körper aufgenommen und an verschiedene Kommunikationssysteme (Blut, Nervensystem, Biophotonen-Lichtmetabolismus) weitergeleitet.

Eigene Erfahrungen auf der energetischen Ebene sind Gefühle und »energetische« Wahrnehmungen. Gefühle entwickeln sich aus Sinneswahrnehmungen. Sie beginnen auf der physischen Ebene, gehen dann über Nervenleitbahnen als elektrische Ströme zum Gehirn, führen weiter zu einer Wahrnehmung und zu einer Interpretation. Von hier geht die Reizantwort über die limbisch-hypothalamische Achse zum autonomen Nervensystem, wo in der Peripherie die Neurotransmitter ausgeschieden werden, die dann auf dem Blutweg das Gehirn und alle anderen Körpergewebe erreichen und erregen. Energetische Wahrnehmungen werden häufig als eine »Als-ob-Empfindung« beschrieben: »Mir ist, als ob ich einen Kloß im Hals hätte.«

Heilverfahren auf der energetischen Ebene sind beispielsweise Handauflegen, Massage, osteopathische Interventionen, Akupunktur, Atemtherapie, Akupressur oder Neuraltherapie. Dies sind Verfahren, die teilweise auch elektrisch messbar sind.

Die dritte Ebene ist das *Mentalfeld*. Das Mentalfeld entsteht durch die räumliche Struktur und die physikalischen Eigenschaften des Biophotonenfeldes. In diesem Mentalfeld werden alle Erinnerungen und Wahrnehmungen, die wir je erfahren haben, als Bilder in Lichtinformation abgelegt. Beim Abrufen der inneren Bilder aus dem Langzeitgedächtnis wird das Bild im Gehirn in Worte umgesetzt. Worte sind also kleinste, nicht-teilbare Informationsträger, die mit einem Bild, einem Feld, mit Vorerfahrungen oder mit Erwartungen verbunden sind. Um tiefe Heilungsprozesse anzuregen, ist es erforderlich, auf die inneren Bilder und die damit verbundenen Felder zu schauen, die Worte kommen später.

Es scheint, dass das Zentralnervensystem eher ein Empfänger für die bildlich dargestellten Lichtsignale ist, die über das Energiefeld aus dem Mentalfeld abgerufen werden. Die aufgenommenen Lichtsignale modulieren die Aktivität und Qualität der Arbeit der Enzyme und bestimmen und regulieren damit unseren Stoffwechsel. Einschränkungen unseres Erinnerungsvermögens sind eine Frage des eingeschränkten Empfangs, der gestörten Empfangsanlage, nicht eine Frage des Speicherorgans Gedächtnis.

Durch die wissenschaftliche Arbeit von Popp und anderen Physikern[27] ist heute bekannt, wie die gespeicherten Inhalte im Mentalfeld über die Biophotonen die Funktionen der Zelle steuern. Im Kontakt der Biophotonen untereinander – innerhalb des Körpers und außerhalb im Feld – erfährt jedes Photon von allen anderen Photonen, was in diesem Moment in jeder Zelle im Körper vorgeht. So wird jede Zelle mit Lichtgeschwindigkeit auch darüber informiert, was zu diesem Zeitpunkt im Gesamtorganismus los ist. Und da sich Mentalfelder außerhalb des Körpers auch überlappen, entsteht zudem noch ein größeres, gemeinsames Feld, das »interpersonale Mentalfeld«[28].

Das interpersonale Mentalfeld kann mit Gedanken, Inspirationen oder Wissen Kontakt aufnehmen, welches von unbekannten Menschen oder Menschengruppen kommt oder von Verstorbenen oder anderen Wesen. Das Anknüpfen an fremde Mentalfelder kann bereichernd und inspirierend sein, aber auch manipulierend und fremdbestimmend. Durch das Anknüpfen an fremde Mentalfelder können Krankheiten und bestimmte seelische Zustände verursacht werden. Hier ist es wichtig, immer wieder sorgsam zu kontrollieren und auszusortieren.

Es gibt viele Heilmethoden auf der dritten Ebene: Methoden innerhalb der konventionellen Psychotherapie, die Psycho-Kinesiologie, EMDR, Mentalfeld-Therapie, Klassische Homöopathie, Body-Mind-Therapien und manches andere.

Auf der vierten Ebene wird die Realität intuitiv erahnt und nicht mit dem Verstand analysiert, es handelt sich um die *intuitive Ebene*. Hier wirken Rituale und Symbole, der Einfluss von Vorleben und transpersonalen Erfahrungen, von Archetypen, traumatischen Ereignissen und Lernerfahrungen in der Familiengeschichte, von Traum- und schamanischen Reisen, von meditativen Zuständen sowie von Fremdenergien und deren Besetzungen. Auf dieser Ebene arbeiten Heiler, Schamanen und erleuchtete Meister und versuchen, ein schützendes Feld für den Menschen aufzubauen. Zu den erlernbaren Verfahren gehört nicht nur die tiefenpsychologische Therapie nach C. G. Jung, sondern auch die Arbeit mit Symbolen und Ritualen, Singen, Klang und Farben, die Kunsttherapie und das Familienstellen nach Bert Hellinger.

Die fünfte Ebene beschreibt den *geistigen Aspekt* eines Individuums. Das ist jener Teil von uns, mit dem das Göttliche in uns und durch uns Lernerfahrungen macht und der mit uns und durch uns wächst und zum Göttlichen zurückfließt. Über diese Ebene sind wir mit allem verbunden. Um Erfahrungen auf der fünften Ebene machen zu können, müssen wir uns genug Zeit und Raum geben – für das Alleinsein, die Meditation, das tiefe Gebet.

Beim Sterben bleibt der physische Körper zurück, er wird abgelegt. Es scheint so, als ob es einen Prozess nach dem Tod gäbe, in dem später auch der emotionale Körper (zweite Ebene) und noch später sogar der mentale Körper (dritte Ebene) abgelegt werden. Der vierte und der fünfte Körper überleben. Wir haben bewusst die Möglichkeit, die ersten drei Ebenen mitzugestalten.

Um wirklich gezielt Einfluss nehmen zu können, ist es jedoch erforderlich, die unterschiedlichen Ebenen genau zu unterscheiden, um vor allem das eigene Handeln danach auszurichten oder entsprechende Therapiemethoden auszuwählen. Dafür bedarf es schon einer gewissen Sensibilität und einem entsprechenden Wahrnehmungsgefühl, das durch körperliches Erleben auch selbst erfahren werden sollte. Jede Ebene hat ihre eigene Diagnostik und ihre eigenen Behandlungsmethoden.

Die körperliche Ebene

Zunächst erreichen wir auf der unteren körperlichen Ebene alles Sichtbare und Messbare im Bereich des Stofflichen. Persönlich können wir durch hochwertige, naturbelassene Nahrung, ausreichende Bewegung und Sport, häufige Spaziergänge an frischer Luft, geregelte Schlaf- und Arbeitsrhythmen, den Ausgleich von Anspannung und Entspannung, eine erfüllte Sexualität, Körperpflege sowie regelmäßige Reinigung und Entgiftung heilenden Einfluss auf diese Ebene nehmen. Hier können wir die körperliche Substanz nähren, aufbauen, ausgleichen und schützen – und über das Potential des Körperlichen der Frau Struktur geben, um Halt, Festigkeit und Rückendeckung und damit auch Schutz zu erfahren.

Gerade jene Frauen, die eine hohe Sensibilität und ein große Offenheit haben, können über die körperliche Struktur Grenzen finden und »sich festhalten« und »verwurzeln«. Denn die Verwurzelung und die Erdung im weiblichen Körper ist eine entscheidende Voraussetzung, um das Weibliche innen und außen anzunehmen und zu schätzen und sich mit dieser Kraft und Energie allmählich auch körperlich aufzurichten und nach oben auszurichten. Die körperliche Ebene schafft die Voraussetzung, um körperlich beweglich, anpassungsfähig, geschmeidig, flexibel und ausdauernd und auch einmal kämpferisch zu sein. Über den Körper können Unterschiede zwischen Anspannung und Entspannung sowie Einatmen und Ausatmen gespürt sowie Ungleichgewichte körperlich ausgedrückt werden, etwa durch eine Gewichtszunahme oder durch Spannungszustände.

Eine gesunde körperliche Struktur lässt die Frau ein gutes Wohlgefühl im Körperhaus erleben sowie Freude an einem gesunden Körper und all den wunderbaren körperlichen Empfindungen erfahren, welches spürbar und sichtbar ist und zu weiterer stetiger und disziplinierter Pflege motiviert. Das sind Voraussetzungen, um genügend Kraft und Stärke aufzubauen, um ein gutes Flussbett für die Energie auf der zweiten Ebene zu schaffen und sich für die höhere Ebenen zu öffnen und diese auch authentisch leben zu können.

Um das tun zu können, brauchen wir einige materielle Dinge, etwa eine Wohnung und genügend Geld, um die nötige Nahrung und Kleidung kaufen zu können. Frauen, die vor allem auf der körperlichen Ebene stehen, bauen viel Materie auf und richten ihren Lebensstil auf materielle Werte und materielle Sicherheit aus. Um materiellen Erfolg und materielle Anerkennung in der männlichen Geschäftswelt zu haben, sind sie körperlich sogar bereit, ein bisschen nachzuhelfen und zu schummeln, die weiblichen Reize überbetont sexy auszuspielen und ihre »weibliche Seele« zu verkaufen.

Frauen, die ihre eigene Identität verloren haben, versuchen sich durch Körperkult, durch Mode oder durch ihre Arbeit zu definieren, um irgendeiner Rolle zu entsprechen oder überhaupt eine Identität zu haben und sich daran festzuhalten. Andere starke Frauen betreiben eine extreme Körperertüchtigung nach männlichem Vorbild, die Leistungssport und extremes Essverhalten beinhaltet. Gemessen wird hier in Kalorien, Gewicht, Zeiten, Häufigkeiten und Geschwindigkeiten. Nur nähren die Frauen damit nicht ihre weiblichen Anteile. Ein großer Teil dieser Frauen vernachlässigt den Kontakt zu ihrem Körper ganz; sie haben die Empfindung und Wahrnehmung für körperliche Vorgänge eingefroren, können sich nicht entspannen und definieren sich nur über die geistige Ebene. Der Körper richtet sich funktionell ein, wird kaum entspannt, wird unzureichend genährt und allmählich unbeweglich und fest. Arbeiten diese Frauen dann ständig am Limit, verlieren sie die körperliche Bewusstheit ganz. Sie sind in ihrer weiblichen Substanz sehr geschwächt und ausgelaugt und müssen erst einmal ganz substantiell mit Kräutern und hochwertigem Essen genährt werden.

So zeigt sich schon auf der körperlichen Ebene in der realen Welt häufig ein sehr verzerrtes Frauenbild, oft mit wenig Substanz und mit vielen Ängsten.

Die energetische Ebene

Das Energiefeld braucht genauso Pflege wie der physische Körper. Das energetische Feld wird besonders geschwächt, wenn viel und erschöpfend gearbeitet wurde, die Luft verschmutzt ist, viel Elektrosmog vorhanden ist, der Schlaf- und Arbeitsplatz geopathische Störungen aufweist, unterdrückte Emotionen Energien blockieren, die Energetik sexuell blockiert ist, Narbenstörfelder und andere elektrische Probleme im Nervensystem bestehen oder die Rhythmik des Zentralnervensystems gestört ist. Unter diesen Bedingungen zeigt sich ein gestörter oder stagnierender Energiefluss, der folglich auch das Blut nicht fließen lässt und sich symptomatisch als Leere- oder auch Fülle-Zustand zum Ausdruck bringen kann.

Ist das Energiefeld leer, wird gefühlsmäßig kaum empfunden, und es fühlt sich kalt, abgestumpft und dumpf im Körperhaus an. Das Energiefeld kann verletzt sein, aber auch Löcher und Lecks haben, über die wir die eigene Energie ständig verlieren und die Energiefelder von anderen Menschen verstärkt aufnehmen, gerade bei Menschen, die hochsensibel sind. Das kann zu viel Durcheinander und Aufgewühltsein führen. Deshalb ist es wichtig, das eigene Energiefeld immer wieder zu reinigen und mit geeigneten aufladenden Methoden, wie etwa Taiji oder Qigong, zu nähren, dazu energetisch hochwertige Nahrung zu sich zu nehmen, sich mit Menschen zu umgeben, die bereichernd, inspirierend und nährend wirken, Orte und Landschaften zu besuchen, die energetisch hochwertig sind, und im Kontakt mit Tieren und Pflanzen zu sein. Dann baut sich das eigene Energiefeld wieder auf und mit ihm ein starker Gefühlskörper.

Es ist möglich herauszufinden, wo die emotionalen Stärken und Schwächen liegen: Das verraten jene Übungen und Begegnungen, die einem leichtfallen, oder solche, die einem Schwierigkeiten bereiten oder sogar unangenehm sind. Je mehr Bewusstheit im Leben entsteht und gelebt wird, desto größer wird das Kraftfeld, desto höher die Energieschwingung und mit ihr die Sensibilität und die Wahrnehmungsfähigkeit sowie das Fühlen. Ein starker, gut entwickelter Gefühlskörper und die Fähigkeit, unbeschwert zu fühlen, sind die Voraussetzung für emotionale Gesundheit.

Emotional gesund zu sein bedeutet auch, Eindrücke und Emotionen verarbeiten zu können und auszufiltern, was nicht zu einem gehört. Das hat langfristig verändernde und heilende Wirkung bis auf die Ebene der Gene und damit bis in den kosmischen Bauplan der DNA hinein. Der genetische Code trägt die ganze individuelle Seelengeschichte der Frau und hat damit Zugang zu ihrer ursprünglichen Lebensaufgabe auf dieser Erde. Neueste Erkenntnisse aus der *Epigenetik* bestätigen, dass eine Veränderung in der Wahrnehmung Gene sogar dauerhaft »umschreiben« kann, so dass die Frau nicht nur Opfer ihrer Eltern ist, sondern Eigenverantwortung für die eigene Gesundheit übernehmen kann. Darin steckt ein gewaltiges Potential.

Viele Frauen haben eine hohe Sensibilität und Empfindsamkeit, erkennen und schätzen sie aber häufig nicht. Sie verdrängen oder unterdrücken sie und lenken ihre Aufmerksamkeit auf das funktionale männliche Tun. Das ist sowohl bei positiven als auch bei negativen Gefühlen häufig sichtbar. Sie haben gelernt, »nicht verhaltensauffällig« zu sein, sondern kontrolliert und vernünftig. Die kalte Einsamkeit, die das Leben so freudlos macht, darf niemand sehen. Und die Gefühle, die die Frau schwach, abhängig und einsam zeigen könnten, wurden abgespalten und in den unbewussten Bereich verschoben. Dabei sind es meist Gefühle von Unsicherheit und Traurigkeit und eine Sehnsucht nach Liebe und Vertrauen. So hat sich die Frau äußerlich hart gemacht, um mit Stärke, Vernunft und Disziplin zu beeindrucken.

Kommen der Frau in Träumen oder in anderen Momenten der Stille dann doch gefühlsmäßige Erinnerungen an verletzende Beziehungen oder zurückliegende seelische Schmerzen, können diese Gefühle überwältigend sein und das ganze Bollwerk der Disziplin erschüttern. Am Tage verflüchtigen sich diese Gefühle im vertrauten Ablauf des Alltags und dem gewohnten Zeitplan. Nachts können viele Frauen jedoch kaum noch schlafen und sich unkontrolliert fallenlassen. Sie meiden auch jede Gelegenheit, wo sie mit sich alleine wären, und stürzen sich in rastlose und oft unproduktive Aktivität.

Das ist auf Dauer sehr erschöpfend und schränkt das Dasein der Frau immer mehr auf Funktionalität und Verstand ein. Die Frau fühlt immer weniger und stumpft immer mehr ab, strahlt Gleichgültigkeit aus und ist gelangweilt, wenn sie mit sich alleine ist, und immer fehlt etwas. Sie lässt sich dann leicht von anderen manipulieren und bestimmen.

Aber die innere Sehnsucht und das Verlangen nach Gefühlen und die Suche nach Befriedigung bleiben. Sie sucht dieses in äußerer Stimulation ihres Gefühlskörpers und befriedigt sich an materiellen Dingen, indem sie sich viele Kleidungsstücke und Schuhe kauft oder ihre Freizeit sehr aktiv gestaltet, was sie energetisch erschöpft. Sie organisiert sich sozial durch, um eigene Defizite nicht zu erfahren, und umgibt sich mit Menschen, die ebenso von sich abgelenkt sind und negative Gefühle, Vorwürfe und Verurteilungen auf andere Personen richten sowie die Schuld bei anderen suchen.

Um das eigene Leben wieder lebendig, mitfühlend und schöpferisch zu gestalten, muss die eigene Sensibilität wieder geweckt und gelebt und müssen die emotionalen Wunden gereinigt und geheilt werden.

Die mentale Ebene

Ein geordnetes und strukturiertes Mentalfeld schafft eine gute Voraussetzung für eine durchgängige Verbindung zum energetischen und zum physischen Körper. Struktur und Ordnung im Mentalfeld kann hergestellt werden, indem Informationen aus der Vergangenheit verarbeitet und sortiert werden und blockierende Glaubenssätze aus der Vergangenheit für das zukünftige Leben freier formuliert werden.

Glaubenssätze sind ein Konglomerat aus Gedanken und Gefühlen, die wir seit der Kindheit von den Eltern und über die gesellschaftlichen, kulturellen und ethischen Regeln übernommen und tief verinnerlicht haben. Sie bestimmen, wie wir die Welt wahrnehmen und die Wertigkeiten festlegen. Diese Glaubensmuster gilt es sich bewusstzumachen und zu erkennen, welche blockierenden Glaubensmuster wieder gelöst und welche »abgerissenen« Mentalfeldanteile wieder an den Organismus angeschlossen werden können, um damit die Kommunikation zwischen den im Mentalfeld abgelegten Erinnerungen und dem Gehirn wieder herzustellen. Die Nervenzellen des Gehirns können sich neu vernetzen, so dass alte Muster verlassen werden können und das Gehirn auf neuen »Bahnen« denken und fühlen kann.

Man kann sich das vorstellen wie eine Langlaufloipe, eine eingefahrene Bahn, auf der alle Skifahrer wie selbstverständlich ohne Hindernisse fahren. Daneben gibt es eine einzelne, schmale Spur, die den Weg abkürzt, die aber – da sie noch nicht eingefahren ist – zunächst etwas mühsamer zu überwinden ist. Es gilt, die »Bahnungen« im Gehirn zu beschleunigen, damit neue Verhaltensweisen einfach gelernt werden können.[29]

Dadurch kann die Frau offener und durchlässiger für Sinneswahrnehmungen und Impulse aus den höheren Ebenen werden und ihre Lebensumstände, ihren körperlichen und seelischen Zustand sowie die Klarheit des Denkens und Entscheidens verbessern; oft gibt es dann einen spirituellen Wachstumsschub.[30] Auch eine innere Haltung von Dankbarkeit und Anerkennung unterstützt den Energiefluss von der intuitiven auf die mentale Ebene, gemeint sind zum Beispiel die nährenden Verbindungen zu Mutter und Vater, die Beziehung zu Gesundheit versus Krankheit, zu Wohlstand versus finanzielle Probleme und dergleichen.

Mental können auch die eigenen Wünsche mit Gefühlen energetisiert und auf das genaue Ziel ausgerichtet werden. Ebenso ist ein innerer Dialog mit einem erkrankten Organ möglich. So können Organe, die krankheitsbedingt ein Eigendasein führen, wieder in den Gesamtverband des Organismus integriert werden und damit den Gesamtfluss der Energie unterstützen.

Auf der mentalen Ebene der Frau begegnen wir häufig frühen einschränkenden Glaubenssätzen, die durch frühe vorgeburtliche Programmierung der Mutter, durch Haltungen und Vorurteile aus dem Familiensystem und vieler vorangegangener Generationen sowie dem gesellschaftlichen Umfeld der Frau entstanden sind. Sehr häufig vertretene Glaubenssätze der Frau im Hinblick auf Körper und Gesundheit sind: »Ich leide lieber, als etwas zu riskieren.« »Lieber bin ich krank und hilflos, als dass ich aktiv in meine Eigenverantwortung gehe.« Im Hinblick auf Beruf, Erfolg und Finanzen heißt es oft: »Geld ist schmutzig.« Oder: »Es steht mir nicht zu, gesund, erfolgreich und wohlhabend zu sein, weil es anderen Menschen schlecht geht.« Im Hinblick auf die Ursprungsfamilie: »Ich wurde nie gesehen.« Oder: »Das war schon immer so in der Familie.« In Bezug auf Sexualität: »Wenn ich soundso alt bin, bin ich sexuell nicht mehr attraktiv.« Oder: »Es ist gefährlich für mich als Frau, meine Lust zu zeigen.« In Bezug auf Spiritualität, Lebenssinn und Lebensaufgabe: »Ich tue meine Pflicht – ein Ziel brauche ich nicht.« Oder: »Meine Lebensziele sind mit meinem Mann gegangen.«

Mit der Heilung dieser Sätze können achtungsvolle und ehrende Verbindungen zu Menschen hergestellt werden, die durch die Ereignisse und Umstände ihrer Zeit bis heute unterbrochen waren.

Die intuitive Ebene

Diese Ebene beinhaltet alle Erfahrungen, die wir in unzähligen Inkarnationen und Lebensformen gemacht haben. Auch vererbte Muster sowie Erfahrungsmuster der ganzen Menschheit und aller Formen, die die Seele auf ihrer Wanderung bisher eingenommen hat, sind hier gespeichert.

Über den intuitiven Körper ist es möglich, die Quelle und das Ziel unseres Daseins zu erkennen und den eigentlichen Sinn unseres Lebens zu verstehen. Die intuitive Ebene bedeutet Wahrhaftigkeit und höchste Wahrheit in jedem Moment. Wenn wir uns für seine Schwingungen öffnen, gewinnt unser Leben eine völlig neue Qualität. Der

Weg dahin bedeutet, ehrlich mit uns selbst zu sein, herauszufinden, wie wir unbewusst funktionieren, unsere eigenen Schwächen anzuschauen und die dahinter liegenden Ursachen zu erkennen und uns bewusst für eine Veränderung zu entscheiden. Dieser Prozess beschenkt uns mit der Gabe unseres ursprünglichen, wahren, klaren und liebenden Selbst: Wahrheit auszusprechen und Wahrheit zu leben und frei zu sein.

Für den weiblichen Befreiungsweg bedeutet es Entschlossenheit und Mut, es bedeutet ein Opfern der weiblichen Gefangenschaft, ein Lösen von energetischen Netzen, das Aufgeben von Scheinsicherheiten, Abhängigkeiten, Identifikationen und Rollen und sich allen Ängsten zu stellen.

Die geistige Ebene

Die geistige Ebene bezieht sich auf den göttlichen Geist. Es ist das Verstehen der großen allumfassenden Zusammenhänge aus einer seligen Gelassenheit und Vollkommenheit heraus. Um Erfahrungen auf der geistigen Ebene machen zu können, muss die Frau sich genug Zeit und Raum geben für das Alleinsein, für die wahre Meditation und das tiefe Gebet, um sich immer weiter und tiefer zu öffnen und zu empfangen. Der göttliche Geist führt sie zum Lebenssinn, zur Seelenaufgabe im Leben, zu dem großen Muster, das sich in ihr und in der Welt entfaltet. Auf dieser Ebene lernt die Frau, dass es nicht nach »ihrem Willen geht« und »sie alles alleine macht«, sondern dass sie sich dem Leben anvertraut und sich ihrer Wahrhaftigkeit ergibt und Gelassenheit und göttliche Heiterkeit erlebt.

Ein Heilungsweg auf allen fünf Ebenen kommt einer ganzheitlichen Heilung nahe. Dabei ist nach Klinghardts Erfahrungen zu bedenken, dass »die höheren Ebenen … die unteren (regulieren), die unteren Ebenen … die höheren mit Energie (versorgen).«[31] Für den individuellen ganzheitlichen Heilungsweg ist es zunächst einmal erforderlich, die verschiedenen Bestandteile des eigenen Wesens sowie die unterschiedlichen Daseinsebenen zu identifizieren und voneinander unterscheiden zu lernen. Es ist wichtig zu erkennen, welche Methode auf welcher Ebene wirkt und ob der derzeitige Zustand ein Reinigen, ein Nähren, ein Ausgleichen oder ein Bewahren erfordert.

So kann die Heilerfahrung zunächst ein persönlicher *Transformationsprozess* sein, der das tägliche Leben auf jeder der vier Ebenen verändert. Im Transformationsprozess arbeiten wir mit der Innenschau, um herauszufinden, wie wir unbewusst funktionieren, wie wir für uns selbst sorgen (1. Ebene), wie wir uns selbst lieben (2. Ebene), wie Klarheit in das gegenwärtige Leben gebracht wird, um es besser zu verstehen (3. Ebene) und welche Beziehungen zu anderen Menschen bestehen (4. Ebene).

»Nachdem wir ein gutes Stück Transformationsarbeit (auf den unteren Ebenen) geleistet haben, hebt uns die freigewordene, ursprüngliche schöpferische Energie automatisch auf die Ebene *transzendentaler Erfahrung.* ... Wir heilen nicht nur unseren Körper und transformieren unser Leben, sondern wir überschreiten die menschliche Schwelle zur transzendenten spirituellen Erfahrung.«[32] Das bedeutet, in Seinsebenen zu gelangen und sich bis in den Bereich höherer Existenzen und höherer spiritueller Werte auszudehnen. Das erfordert einen großen Akt des Mutes, des Vertrauens und des Glaubens in das eigene Leben. Aber der Mut wird belohnt, indem wir Teile von uns selbst erkennen, denen vorher keine Aufmerksamkeit geschenkt wurde oder die nicht für wichtig genug erachtet wurden. Der Transformations- und der Transzendenzprozess ist ein Geschenk, der uns mit der Gabe unseres ursprünglichen, wahren, klaren und liebenden Selbst beschenkt.

Wir erleben die unermessliche Macht des starken, belebenden und reinigenden Lichts, das durch den heiligen Tempel des Körpers fließt. »Sie lernen das heilige spirituelle Feuer der Göttin anzufachen, bis es zu einer lodernden Flamme geworden ist, die Ihren leuchtenden Energiekörper mit außerordentlicher Kraft und Vitalität erfüllt. Die Macht dieses inneren Feuers der weiblichen Göttlichkeit ist von solcher Kraft, dass sie Ihnen bei entsprechender Stimulation und Konzentration im Alltagsleben eine enorme Hilfe sein kann. Sie wird nicht nur dazu beitragen, die Unreinheiten in Ihren Chakras zu entfernen, sondern Ihnen auch beim Aufbau eines schwingungsenergetischen Schutzschildes um den ganzen Körper helfen.«[33] Dann gibt es nur noch Dankbarkeit und Demut.

Die Stufen der Heilung

Der weibliche Körper ist mit verschiedenen energetischen Zentren bestimmter Qualität ausgestattet, die mit unterschiedlichen Erfahrungen und Bewusstseinszuständen in Verbindung stehen. Diese spirituellen Zentren heißen Chakren, Dantians oder Lotusblumen. Es gibt sieben Hauptchakren beziehungsweise drei Dantians, die entlang einer vertikalen Achse an der vorderen Körpermitte liegen. Größe und Schwingungszahl der Chakren bestimmen die Menge und Qualität der Energien, die aus den verschiedenartigsten Quellen von ihnen aufgenommen und wieder nach außen gesendet werden.

Die beiden wichtigsten und grundlegendsten Energieformen werden über das Wurzel-Zentrum und über das Scheitel-Zentrum aufgenommen. Zwischen diesen beiden Chakren verläuft ein Kanal, durch den die sogenannte Kundalini-Kraft aufsteigt, die »aufgerollt wie eine Schlange« am unteren Ende der Wirbelsäule ruht und deren Eintrittspforte das Wurzel-Zentrum ist. Die Kundalini-Kraft stellt die kosmische Schöpfungsenergie dar, welche in der indischen Weisheitslehre auch als *Shakti* oder als die weibliche Ausdrucksform Gottes bezeichnet wird. Sein Gegenpol ist der reine, ungeformte und in sich selbst ruhende Aspekt des göttlichen Seins.

»Bei den meisten Menschen fließt die Kundalini-Kraft nur in einem sehr geringen Maße durch (den Energiekanal). Wenn sie mit zunehmender Bewusstseinsentwicklung immer mehr geweckt wird, steigt sie in einem anwachsenden Strom durch den Kanal in der Wirbelsäule auf und aktiviert die einzelnen Chakren. Diese Aktivierung bewirkt eine Ausdehnung der Energiezentren und eine Beschleunigung ihrer Frequenzen. Die Kundalini-Kraft versorgt die Chakren mit jener Energieschwingung, die den Menschen befähigt, im Laufe seiner Evolution allmählich alle Fähigkeiten und Kräfte zu erschließen, die auf den verschiedenen energetischen und materiellen Ebenen der Schöpfung tätig sind, um diese Kräfte in sein Leben zu integrieren.«[34] Zusätzlich gibt es auf beiden Seiten dieses Kanals zwei weitere Energie-Kanäle.

Derjenige, der rechts von der Basis des Rückgrats seinen Anfang nimmt, heißt »Ida« und entspricht der männlichen Lebenskraft, der andere, »Pingala« beginnt links von der Basis des Rückgrats und entspricht der weiblichen Lebenskraft. Steigt die Kundalini-Energie vom Wurzelchakra durch diese Kanäle auf, transformiert sich die Schwingung bis zum Scheitelzentrum in eine höhere Qualität. Die transformierten Schwingungen werden an die verschiedenen feinstofflichen Körper weitergeleitet und als Gefühle, Gedanken und körperliche Empfindungen wahrgenommen.

Je bewusster eine Frau ist, desto offener und aktiver sind ihre Chakren, so dass die Kundalini-Kraft in einem starken Strom in sie einfließen kann, und je stärker diese Kraft einströmt, desto aktiver werden die Chakren, wodurch wiederum eine größere Bewusstheit geweckt wird. Zudem bringt die fließende Energie auch die dualen Kräfte von Ida und Pingala miteinander in Einklang. Die Kundalini-Kraft ist so intensiv, dass Frauen mit energetischen Blockaden und unverarbeiteten Erlebnissen diese Kraft nur eingeschränkt erfahren können.

Die Energie des reinen göttlichen Seins tritt durch das Kronenchakra ein. Sie bewirkt, dass die Frau auf allen Ebenen des Lebens den ungeformten Daseinsaspekt Gottes als den unwandelbaren und alles durchdringenden Urgrund jeglicher Manifestation erkennt. In der indischen Weisheitslehre wird diese Energie als *Shiva* bezeichnet; sie löst durch ihre bloße Gegenwart eine Transformation zum Göttlichen aus. So arbeiten Shiva und Shakti Hand in Hand an einer ganzheitlichen Entwicklung der Frau, bei der wir das Göttliche ebenso in unser Leben integriert haben wie alle Ebenen des relativen Seins. Zudem strahlen die Chakren Energie direkt in die Umwelt aus und ändern so die Atmosphäre in unserer Umgebung. So senden wir bewusste und unbewusste Botschaften aus und können Menschen, Situationen und sogar Materie im positiven wie im negativen Sinn durch unsere Ausstrahlung beeinflussen.

Die Entwicklung der Chakren und ihre Ausstrahlungsfähigkeit unterliegen einem ganz besonderen geistig-seelischem Entwicklungszyklus der Frau. Zu bestimmten Lebenszeiten bekommen wir spezifische Aufgaben gestellt, um einen bestimmten Lebensabschnitt optimal vollziehen zu können. Das bedeutet, dass der Mensch zu bestimmten Zeiten seines Lebenslaufes gleichsam verschieden »offen« für bestimmte Einflüsse und Erfahrungen und damit »reif« für ganz bestimmte Entwicklungsschritte ist. Wenn bestimmte Fähigkeiten und Erfahrungen in den dafür bestimmten Jahren nicht vollzogen werden, baut sich das Lebensgebäude auf wackligem Fundament auf.

Ähnlich verhält es sich es bei den Funktionen und Aufgaben unseres Chakrensystems. Wir durchschreiten, beginnend mit dem Wurzel-Chakra, alle sieben Jahre ein Chakra, dessen Eigenschaften in dieser Zeit zu einem Grundthema des Lebens werden. Innerhalb des Siebenjahres-Zyklus gibt es für jedes Jahr ein jeweiliges Hauptthema. Danach beginnt ein neuer Siebenjahres-Zyklus im nächsten von unten aufsteigendem Chakra mit dem Grundmuster des nächsten Chakras. Jahr für Jahr erwartet uns also ein neues Hauptthema, alle sieben Jahre ein neues Grundthema. Nach fünf Mal sieben Jahren erreichen wir etwa unsere Lebensmitte, nach sieben Mal sieben Jahren beenden wir einen Gesamtzyklus von 49 Jahren. Mit dem 50. Lebensjahr beginnt ein völlig neuer Abschnitt, mit ganz eigenen neuen Lernschritten, diesmal eine Schwingung höher.

Die sieben Chakren manifestieren sich wie folgt im menschlichen Körperbewusstsein: Das *Wurzel-Chakra* befindet sich an der Basis des Rückgrats und ist mit den grundlegenden individuellen wie auch globalen Bedürfnissen des Lebens und Überlebens auf der Erde verbunden. Es ist die Bereitschaft, »ja« zum Leben auf der Erde zu sagen und in Harmonie mit der Kraft der Erde zu wirken und von ihr zu lernen. Das *Sakral-Chakra* befindet sich auf der Höhe der Genitalien und wird als der »weibliche« Aspekt Gottes in Form der Schöpferkraft und der sexuellen Energien angesehen. Das *Solar-Plexus-Chakra* befindet sich am Nabel und ist der Sitz der Persönlichkeit. Es ist verbunden mit persönlicher Kraft, Leistungswillen und Macht, um die persönliche Identifikation zu finden. Die Aufgabe des *Herz-Chakras* ist die Vereinigung durch bedingungslose Liebe, die Sehnsucht nach innigen Kontakten und nach Einssein mit der göttlichen Liebe. Das *Hals-Chakra* stellt eine wichtige Verbindung der unteren Chakren mit den Kopf-Zentren her. Es dient als Brücke zwischen unserem Denken und Fühlen und vermittelt gleichzeitig die Inhalte aller Chakren an die Außenwelt. Das *Dritte Auge, das sechste Chakra,* ist der Sitz aller Bewusstseinsprozesse. Von hier erhalten wir unbewusst und intuitiv immer mehr wahrnehmende Impulse und ein tieferes Erinnerungsvermögen. Das *Kronen-Chakra* ist der Sitz der höchsten Vollendung im Menschen. Hier sind wir mit dem eigenschaftslosen, formlosen göttlichen Sein verbunden, das alle Formen und Eigenschaften unmanifestiert in sich enthält.

Jedes dieser Chakren nimmt also nicht nur eine bestimmte Region im physischen Körper ein, sondern entspricht auch einer bestimmten Verhaltensweise und Stufe der menschlichen Entwicklung, die befreit und entfaltet werden möchte. Diese Entwicklung deutet auf einen Vorgang, bei dem die Frau ihre persönlichen Potentiale auf ihrem eigenen Weg schöpferisch entdeckt. »Auf diese Art und Weise können die Entfaltung durch die Chakren und die verschiedenen Kräfte und Eigenschaften eines jeden Chakras als die natürliche und organische Entwicklung des Menschenlebens durch seine verschiedenen Ebenen der Bewusstheit und des Körperbewusstseins angesehen werden.«[35]

Jede Chakra-Region strahlt eine spezifische Schwingung aus, das niedrigste Chakra erzeugt die tiefste und dichteste Schwingung, das siebte Chakra die höchste und feinste Schwingung. Von diesem Standpunkt aus können die niedrigeren Chakren als das Fundament angesehen werden, auf dem die höheren verfeinerten Potentiale ruhen. Das bedeutet auch, dass diejenigen, die ungelöste Spannungen in den tieferen Chakren beibehalten und beispielsweise ein überzogenes Streben nach Besitz und Leistung zeigen, eine negative Beeinflussung der oberen Chakren riskieren. Dann werden Themen der oberen Chakren, etwa Selbstlosigkeit und Liebe manipulierend eingesetzt, um die ungelösten Grundbedürfnisse der unteren Chakren zu befriedigen. Die Reihenfolge der Chakren ist also für das intuitive Wahrnehmen der inneren Prozesse von großer Bedeutung.

Auch auf der körperlichen Ebene vollzieht sich im Siebenjahresrhythmus ein Wandel. Alle sieben Jahre werden alle Körperzellen vollständig von neuen ersetzt, und der Körper kann sich wie neugeboren anfühlen. Allerdings bleiben oft noch die energetischen Netze und Verbindungen im energetischen Körper erhalten, so dass gleiche emotionale Muster trotz der »körperlichen Häutung« bestehen bleiben. Wird aber der Körper auf allen Ebenen gereinigt und energetisch genährt, können im Sieben-Jahresrhythmus gewaltige Entwicklungsschritte passieren.

Das weibliche Fundament

Ständiges Verlangen und Streben nach Macht und Leistung, ein zerstreuendes rastloses Tun, eine Doppelt- und Dreifachbelastung vieler Frauen und ein Praktizieren von Techniken und Übungen, die nicht dem Frausein entsprechen, können schnell zu Entwurzelung, Überforderung und Ohnmacht der Frauen führen. Um den Weg der weiblichen Heilung zu gehen, bedarf es eines guten körperlichen Fundaments, das heißt einen gut genährten Körper mit viel Substanz und Energie, der mit der Rhythmik von Anspannung und Entspannung vertraut ist. Es bedarf eines Körpers und eines klaren Geistes, der es aushält, draußen gegen den männlichen Fahrtwind zu steuern, der Prüfungen standhält und Herausforderungen meistert, und der drinnen genügend Momente des Rückzugs und der Stille hat, Augenblicke des Loslassens und Entspannens, um dem natürlichen Yin-Charakter der Frau gerecht zu werden.

Rückzug und Stille sind die Voraussetzungen, um immer mehr Vertrauen aufzubauen und in die eigenen Tiefen hinabzusteigen und die eigenen Wurzeln greifen zu lassen. Diese Wurzeln, die an die weibliche Kraftquelle angeschlossen sind, geben der Frau den Halt, die Stabilität und die Sicherheit, sich ganz ihrem Heilungsweg und ihrem Vertrauen zu widmen. Allein das Entspannen ist aber für viele Frauen im Alltag eine große Herausforderung. Oft wird den aktiven Frauen ein Zugang nur durch langsame Bewegung in Stille, manchmal nur mit Zuhilfenahme von Hilfsmitteln, wie etwa den Atemtechniken, Augenbewegungen oder Klopfübungen möglich. Probiert die Frau sich in dieser Hinsicht aus und widmet sie sich über einen längeren Zeitraum der eigenen inneren Verwurzelung, dann fordern die neuen

Einsichten und Erkenntnisse sie zu einer Veränderung der bisherigen Lebenseinstellung heraus. Das kann das Privatleben genauso wie das Berufsleben erfassen und vieles Altbewährtes in Frage stellen. Das allein erfordert schon viel Substanz und Energie. Deshalb dauert es seine Zeit, bis solide weibliche Wurzeln gewachsen sind.

Praktiziert eine Frau viele energetisierende Übungen, ohne fest in sich verwurzelt zu sein, kann es geschehen, dass sie sich stark vorantreibt, sich willensstark fühlt und selbst überschätzt und als kraft- und machtvolle »Powerfrau« die alten männlichen Muster bedient. Aufgetankt und genährt werden so jedoch nur die alten energetischen Verbindungen.

Sind aber die Wurzeln in der weiblichen Kraftquelle verankert, kann die Frau über das Fühlen und Wahrnehmen spüren, was stimmig für ihren Weg ist. Sie kann sich ausprobieren und experimentieren und findet beim Gehen immer wieder zu sich zurück. Diese Fähigkeit des eigenen Wahrnehmens erfordert Zeiten in völliger Abgeschiedenheit und Zurückgezogenheit, um ihr eigenes Herz und ihren leuchtenden Energiekörper auf Störungen und Unwuchten abzusuchen, die zu beseitigen sind oder der Heilung bedürfen. Die Kunst der Zurückhaltung zeigt sich auch darin, dass das Reden eingeschränkt ist; sie zeigt sich in der Stille oder in der Zwiesprache mit Mutter Natur. Das sind Voraussetzungen, um ein solides weibliches Fundament zu entwickeln und tief in der Weiblichkeit verwurzelt zu sein. Um eine körperliche Zuordnung für das weibliche Fundament zu finden, ist es nötig, sich die Bedeutung der verschiedenen energetischen Zentren näher anzuschauen.

Die Verwurzelung

Werden die Reinigungsschritte nicht bewusst vollzogen, zeigt sich das im Körper als dem Spiegelbild der feinenergetischen Strukturen. So sind es körperliche Anzeichen, etwa eine Verkrümmung, Schwellung, Spannung oder Schwäche, die nach dem Ort ihres Auftretens Rückschluss auf das entsprechende Chakra erlauben. Besonders anzuschauen sind dann die körperlichen Beschwerden und emotionalen Befindlichkeiten, die in bestimmten schwierigen Lebenssituationen und in außergewöhnlichen Stress- und Schocksituationen auftreten. So erlauben Organschwächen und Krankheitssymptome im Zusammenhang mit bestimmten Modalitäten Rückschlüsse auf die Qualität des Energiesystems. Ist z. B. das *Wurzel-Chakra* energetisch unzureichend genährt, kann in Stresssituationen schnell das Gefühl entstehen, dass »man sich entwurzelt fühlt« oder »abgehoben« oder »nicht ganz da« ist.

Die körperliche Konstitution ist sehr schwach, es mangelt an Stabilität, körperlicher und seelischer Widerstandskraft und Durchsetzungsvermögen in Beziehung zur Erde und zu anderen Menschen. Sorgen, Ängste und Unsicherheiten bestimmen den Alltag, und es entwickelt sich ausgleichend die Tendenz, vieles abzusichern und abzugrenzen, was sich körperlich im Nichtloslassen-Können und Festhalten-Wollen zeigt, physiologisch durch Verstopfung und Übergewicht oder durch mangelnde körperliche Kraft zum Ausdruck gebracht wird und emotional sich als eine beständige Angst zeigt, etwas zu verlieren oder gar nicht erst zu bekommen. Dabei kann es passieren, dass eigene Wünsche und Vorstellungen gewaltsam durchgesetzt werden und die eigenen Bedürfnisse und die der anderen übergangen oder übersehen werden.

Hauptursachen für schwach entwickelte oder beschädigte Energien im Wurzel-Chakra sind Geburtstraumen, frühe Mangelerscheinungen, körperliche Misshandlungen in früher Kindheit oder Verletzungen des Steißbeins, die die tiefe energetische Verbindung mit der Erde zerstört haben. Eine Heilung des Wurzel-Chakras bedeutet, frühe kindliche Traumen zu lösen und damit die Verbindung zur Erde zu nähren. Das Ergebnis solcher Heilarbeit ist die Revitalisierung des Immunsystems, eine Stärkung des physischen Körpers und eine Verdopplung der körperlichen Leistungsfähigkeit.

Das Wurzel-Chakra ist als Basis-Chakra der Mittelpunkt des feinstofflichen Energiekreislaufs im ganzen Körper. Es ist die Quelle vitaler Energie für die höheren Chakren, es ist unerschöpfliches Kräftereservoir der Kundalini-Energie und nimmt ständig Energie vom »Geist der Mutter Erde« auf. Ein starkes Wurzel-Chakra gibt uns die Fähigkeit, im Einklang mit Mutter Erde und der Natur zu leben; es wird als erdhafte Festigkeit, Sicherheit und als »Geerdetsein« erlebt, welches ein unerschöpfliches Urvertrauen in das Leben bringt, um schöpferisch tätig zu sein. Es verleiht Durchsetzungsvermögen, Beständigkeit und die innere Stärke, zielstrebig die eigenen Ziele zu verwirklichen, dabei eingebettet in die natürlichen Rhythmen und in den Wechsel von Geburt und Tod. Auf dem Weg der Bewusstwerdung wird es im Sieben-Jahresabstand immer wieder Thema der Selbstentdeckung werden und darüber hinaus auch das Vertrauen nähren, in das kollektive Unterbewusstsein vorzudringen und größere kollektive Zusammenhänge verstehen zu lernen. Denn wo körperlich die Grenzen der Belastbarkeit überschritten werden, werden auch die Grenzen im kollektiven Großen und insbesondere im Umgang mit der Natur nicht geachtet und räuberisch mit ihr umgegangen. Im gesellschaftlichen Zusammenleben wie auch in der Natur zeigt sich das in eine Zerstörung der natürlichen Gleichgewichte.

Neben dem Wurzel-Chakra ist das *Sakral-Chakra* ein wichtiges Zentrum schöpferischer Kraft. Es ist körperlich der Raum des Beckens mit seinen Fortpflanzungsorganen, insbesondere der Gebärmutter, der Niere und der Blase. Es ist der Raum, der dem Wasserelement zugeordnet ist und aus dem alles biologische Leben hervorgegangen ist. Wasser reinigt und läutert, es löst auf und schwemmt durch die entgiftende und ausscheidende Funktion von Nieren und Blasen aus. Wasser befruchtet und lässt durch einen immerwährenden Schöpfungsprozess ständig neues Leben entstehen, wo das Wasser das heranwachsende Wesen beschützt, nährt und mit allem versorgt, was es für ein Gedeihen braucht.

Auf der seelischen Ebene erleben wir das Wasserelement als Schöpfungsprozess im Loslassen und Fließen-Lassen der Gefühle, die über das kreative Handeln das eigene Leben wie auch das Leben der anderen befruchten. Offenheit und Natürlichkeit anderen Menschen gegenüber zeigt ein geöffnetes Sakral-Chakra. Die sexuelle Vereinigung mit einem geliebten Menschen wird als übergeordnete Einheit männlicher und weiblicher Energien und der gesamten Natur erfahren.

Disharmonien im Sakralbereich deuten auf Schwierigkeiten mit Sinnlichkeit und Sexualität hin, mit denen das Kind geboren wurde oder die im Zusammenhang mit den Eltern oder nahen Erwachsene stehen. Sexueller Missbrauch in der Kindheit, invasive medizinische Verfahren in früher Kindheit oder Misshandlungen durch einen Sexualpartner hinterlassen ihre Spuren im Sakral-Chakra, die sich im täglichen Leben durch unterdrückte Sexualität, sexuelle Perversionen, Orgasmusunfähigkeit, Unfruchtbarkeit, Impotenz, Vaginaentzündungen, Vaginakrebs, Eierstockentzündung, Beckenentzündung und dergleichen zum Ausdruck bringen. Der Weg der Bewusstwerdung schließt die Aufarbeitung dieser Themen in der eigenen Kindheit und Pubertät mit ein, mit zunehmender Bewusstheit auch die Schwierigkeiten aus vergangenen Leben mit Sinnlichkeit und Sexualität.

So sind es die Energien des Wurzel-Chakras und des Sakral-Chakras, die die gesamte Beckenschale und insbesondere die Gebärmutter durchströmen und die Themen der weiblichen Verwurzelung und ihrer schöpferischen Prozesse mitgestalten.

Das Gebärmutterbewusstsein

»Die Bedeutung der Gebärmutter geht, so können wir jetzt sagen, über das Körperliche und über den medizinischen Bereich weit hinaus. Sie wirkt in den seelischen Bereich, sie prägt die Grundhaltung für das ganze weitere Leben und ist Grundlage archetypischer Bilder und der Mythenbildung. Dies schlägt sich nieder in Kunst und Literatur, in der Vorstellungswelt vieler Ethnien und in theologischen Denk- und Glaubenssystemen.«[36]

Dabei kommt der Gebärmutter eine ganz bedeutsame Aufgabe zu. »Die Mütter haben dank des Organs ›Gebärmutter‹ eine ureigene ›Macht zur Transformation‹.«[37] Die Gebärmutter ist demnach nicht nur ein Gefäß, welches Frauen im monatlichen Menstruationszyklus, in jeder Schwangerschaft und Geburt und in den Wandlungsjahren körperlich erfährt, wo etwas Neues heranwachsen kann und geboren werden möchte. Die Gebärmutter kann auch unabhängig von Menarche und Menopause tiefgreifende spirituelle Wandlungen im Frauenleben ermöglichen, wenn wir ihr unsere innere Aufmerksamkeit widmen. »Die Gebärmutter wird auf Grund dieser Erfahrungen zum Wandlungssymbol der Gefäße wie dem Kessel, dem Taufbecken oder dem Gral. Erich Neumann folgert: »Eine derartige Wandlung ist nämlich ursprünglich kein ›technisches‹ Geschehen, wie es unser säkularisiertes Bewusstsein sieht, sondern ein Mysterium. Deswegen hat die mit diesen Urmysterien verbundene Symbolik stets einen über das bloß Wirkliche hinausgehenden Geist-Charakter.«[38] [(39)]

Zum diesem Symbolkreis gehört auch der Brunnen. In ihn hinabsteigen bedeutet Sterben und Neuwerden. So stürzen die Pech- und die Goldmarie im Märchen von Frau Holle in den Brunnen und kommen dort auf eine grüne Wiese zur Göttin Holle und von dort durch ein Tor zur Erde zurück, die eine mit Pech, die andere mit Gold überzogen und neu geworden.[40] Weitere mythische Bilder sind: Der heilige Ort oder heilige Raum, die Schlange sowohl als Hüterin des Baumes und der Quelle des Lebens als auch die böse Drachenschlange, die erledigt werden muss, um zur geburtlichen Befreiung zu gelangen. Der Lebensbaum der Religionen und Märchen hat eine Beziehung zur Plazenta, die mit ihren Blutgefäßverästelungen tatsächlich aussieht wie ein Baum.[41]

Die Gebärmutter ist Ort und Anlass von Wandlungen, weshalb sie zum Symbol für Wandlung wird. Wandlung ist Veränderung bei gleicher Identität, ist Häutung und Gestaltwandel, wie Schlange und Schmetterling zeigen. Wandlung ist Wachstum und Entfaltung hin zur Reife. So wie das Samenkorn sich in Blume oder Baum verwandelt, so wird die befruchtete Eizelle zum Embryo und Fötus.[42] Und wenn auch die Geburt eines Kindes ein erfreulicher und ein besonderer Wandlungsmoment für die Frau ist, geht sie auch mit schmerzhaften Wehen des Loslassens einher.

So ist jedes Neugeborenwerden und Sich-Häuten zunächst mit innerem Wachsen und Zeiten des In-sich-Tragens verbunden, bis etwas »Neues« reif genug ist, in einem tiefen schmerzenden aber auch befreienden Loslassen als Göttliches aus sich selbst geboren zu werden. »Frauen, die bereit sind, tiefgreifende Erfahrungen zuzulassen und Neues zu wagen, sind dankbar, dieses Organ in sich zu tragen.«[43] Wenn die Frau diese Wandlungen als störend wahrnimmt, kann die Gebärmutter Ursache sehr vieler Krankheiten werden. Sie liegt nicht ohne Grund in der geschützten Schale des Beckens und steht über den Beckenboden mit der Schöpferkraft von Mutter Erde in Verbindung.

Die Gebärmutter ist aber nicht nur das Tor, das durch Wandlungsprozesse zur eigenen unbewussten Weiblichkeit führt, sondern sie ist zudem die direkte Pforte zur astralen Ebene und zu kollektiven Bereichen. Bei bewusster weiblicher Heilarbeit in diesem Bereich können viele weibliche Wunden und Grenzüberschreitungen der eigenen Lebensbiographie aber auch vieler früherer weiblicher Generationen wieder erfahren werden. Dabei geht es in der Gebärmutterarbeit um die Heilung vieler patriarchischer Einflüsse wie Abwertung, Erniedrigung, Unterdrückung, Grenzüberschreitung, Missbrauch, Demütigung, Manipulation der Frau und vieles mehr. Heilung passiert aber nicht, indem die Frau nur als Opfer dieser Einflüsse gesehen und den Männern die Schuld gegeben wird, sondern eher aus dem Blickwinkel, wie übergriffig, aggressiv, abwertend und manipulierend die Frau heute als Täterin anderen Menschen Schaden zufügt. Heilung bedeutet, sich der eigenen Grenzüberschreitungen und Manipulationen bewusst zu werden.

Diese Erfahrung machte ich kürzlich in einem Selbsterfahrungsseminar mit schamanischen Praktiken. Nachdem ich bereits körperlich und geistig eingestimmt war, mich auf meine persönlichen weiblichen und männlichen Seiten einzufühlen, war es mein Auftrag, mich zu entscheiden, was ich von der weiblichen oder männlichen Energie loslassen und was ich einladen wollte. Für das Loslassende wählte ich mein raumgreifendes und übergriffiges Verhalten, was sich darin zeigt, dass ich unbewusst die energetischen Felder anderer Menschen betrete, sie lange Zeit anschaue und mich in sie einfühle, ohne vorher um Erlaubnis zu bitten. In meinen Qigong-Kursen und Seminaren zur Bewusstwerdung versuchte ich in guter Absicht, all mein Körpererfahrung, die ich mir über zwanzig Jahre Selbsterfahrung erarbeitet hatte, in Methoden und Inhalte zu packen, merkte aber in meinem Eifer und meiner gutgeglaubten Absicht manchmal gar nicht, wie ich Teilnehmer überforderte und erschreckte, und achtete nicht darauf, wo der Übende auf seinem Heilungsweg wirklich stand. Hier überschritt ich die Grenze der Teilnehmer deutlich, indem ich das vermittelte, was mir so wichtig war. Als Symbol für dieses übergriffige Verhalten wählte ich intuitiv eine in eine Eizelle eindringende Samenzelle. Ich erschrak selber, als sich mir dieses Symbol aus meinen inneren Bildern zeigte.

Für das Einladende wählte ich das Vertrauen in die weiblichen Tiefen. Als Symbol kam die Beckenschale mit einem Stöpsel am Boden. Nach mehreren vorbereitenden schamanischen Ritualen und unterstützt durch Trommelrhythmen kam der Zeitpunkt, zuerst das Loslassende zu tanzen. Es ist nicht mit Worten zu beschreiben, wie ekstatisch und gewaltig das Tanzgefühl für das Loslassende bei mir war. Immer wieder kamen dabei innere Bilder, wie Männer missbrauchend über Frauen herfielen, die Frauen wehrlos am Boden lagen und sich ergeben hatten. Mir wurde sehr deutlich, dass all diese Verletzungen und Wunden auch in mir sind, ich konnte sie körperlich sehr deutlich wahrnehmen und hatte ständig das Bedürfnis, sie hinauszuschreien, sie abzuschütteln, sie auszuspucken, zu husten, zu toben...

Und es fühlt sich so an, dass dieser Prozess noch lange nicht zu Ende ist. Denn das eingeladende »Vertrauen« kam nur ganz zögerlich herein. Es hat lange gedauert, mich dem Vertrauen in der Tiefe des Beckenbodens zu öffnen. Es zeigte sich in zarten, kaum sichtbaren Bewegungen. Nach der Tanzzeremonie war ich völlig durcheinander; ich wusste nicht, ob es oben oder unten hinaus wollte. Mich beschäftigten immer noch die inneren Bilder, die weiterhin sehr präsent waren. Und mir wurde mit vielen Tränen bewusst, wie viel Übergriffigkeit und Missbrauch meine Weiblichkeit in früheren Zeiten erfahren hatte, und wie ich selbst es nicht besser wusste, als anderen Frauen durch Übergriffigkeit und Manipulation ebenso Schaden zuzufügen.

Es tat mir unendlich leid, und ich schämte mich, nachdem mir alle diese Zusammenhänge klar wurden. Ich schämte mich auch darüber, dass ich selbst als Frau so viele minderwertige Gefühle hatte, die ich in den Kursen und Seminaren durch diese übergreifende Vorgehensweise gegenüber anderen Teilnehmern aufwertend erlebt habe. Aber trotz der Scham und meiner Traurigkeit über so viel Verletztsein, war ich unendlich dankbar für den Mut, den ich hatte, da hinzuschauen und es auszusprechen. Denn nur nach Bewusstwerdung kann auch Wandlung geschehen.

Und was ist mit den Frauen, die ihre Gebärmutter aus medizinischen Gründen entfernen ließen? Bewusstwerdung für tiefe weibliche Themen bleibt nicht nur auf das Organ Gebärmutter begrenzt. Wie alle Themen der Vergangenheit, sind auch die frauenspezifischen Themen in der DNA jeder Zelle und damit im Zellbewusstsein gespeichert. Wenn die Frau bereit ist, ehrlich hinzuschauen und tief in sich hineinzuspüren, können zurückliegende Verletzungen auch ohne Gebärmutter als energetische Wahrnehmung erinnert werden und an die Oberfläche zur Bewusstwerdung kommen.

Der weibliche Menstruationszyklus

Auch der Zyklus der Menstruation unterliegt einem regelmäßigen Wandlungsprozess, der mit dem grundlegenden Kreislauf der Natur in Verbindung steht. Die zyklische Abfolge von Reifung und Abstoßung des Eies ist ein Spiegel des unbewussten Schöpfungsprozesses der Natur und zugleich übertragbar auf den bewussten schöpferischen Prozess der Frau. Viele alte Kulturen sahen im Menstruationszyklus der Frau etwas Heiliges. So glaubten die Ureinwohner an den Geist des Göttlichen im Menstruationsblut. Es galt als göttliches Medium, das für die Fortpflanzung eines ganzen Stammes sorgte. »In der Kultur der nordamerikanischen Indianer kamen die Frauen während der Menstruation in der Mondhütte zusammen, ruhten sich aus, konzentrierten sich auf Träume und Visionen und kehrten dann wieder voller Kraft in die Gemeinschaft zurück.«[44]

Die Zeit der Menstruation wurde als besondere reinigende und auch erlösende Phase erlebt, in der die Frau ihren intuitiven, geistigen Kräften nahekommen kann. Sie fühlten die inneren weiblichen Prozesse in Verbindung mit den Mondphasen. »Heute ist es wissenschaftlich erwiesen, dass der Mond das Verhalten von Flüssigkeiten (von den Gezeiten des Meeres bis zu individuellen Körperflüssigkeiten) reguliert und sich auch auf das Unbewusste und die Träume auswirkt.«[45] In manchen alten Kulturen wurde von menstruierenden Frauen gesagt, sie seien »in ihrem Mond«. Wenn Frauen in einer natürlichen Umgebung zusammenleben, setzt der Eisprung meist bei Vollmond und die Menstruation bei Neumond ein. Frauen erleben Monat für

Monat in der prämenstruellen und menstruellen Phase eine solche »Verdunkelung«. In dieser Zeit kann es sein, dass die Energien und die Stimmung auf den Tiefpunkt sinken. Demetra George spricht in dieser Verdunklungs- bzw. Neumondphase von einem »evolutionären Läuterungs-, Revitalisierungs- und Transformationsprozess des Lebens, einen Weg zur Harmonie mit seiner essentiellen Natur.«[46] Diese »lunaren Einflüsse« sind reflektiv und intuitiv und entstehen im Schutz der Dunkelheit durch Träume, Gefühle und Sehnsüchte.

Der Menstruationszyklus kann in dieser Hinsicht sowohl biologisch als auch psychologisch als Kreativitätszyklus gesehen werden. Er reguliert die Aufnahme und die Verarbeitung von Informationen und die Kreativität. Genau besehen bedeutet das, dass in der Phase der Follikelreifung (der Beginn der Blutung bis zum Eisprung), wenn der Östrogenspiegel am höchsten ist, sich der Körper symbolisch auf die Geburt eines neuen Wesens vorbereitet. In dieser Phase erlebt die Frau einen Energieanstieg, sie entwickelt neue Projekte, schmiedet Pläne und hat Ideen, arbeitet extrovertiert. Mit dem Eisprung und dem damit verbundenem Anstieg von FSH (follikelstimulierendes Hormon) und LH (luteinisierendes Hormon) erreicht ihr Tun den Höhepunkt geistiger und seelischer schöpferischer Fähigkeiten.

Nach dem Eisprung erfolgt in der Lutealphase (der Zeit bis zur Menses), wenn der Progesteronspiegel am höchsten ist, eine Phase der Bewertung und des Nachdenkens im Inneren, eine Art Rückblick auf das Hervorgegangene. In dieser Zeit spürt die Frau aus ihrem tiefsten Inneren heraus, träumt häufiger und lebhafter. »In der prämenstruellen Phase ist die ›Grenze zwischen den Welten‹ des Sichtbaren und des Unsichtbaren, des Bewussten und des Unbewussten, viel durchlässiger als zu anderen Zeiten des Zyklus; die ›magische Kraft‹, das heißt die Fähigkeit, etwas zum Besseren zu wenden, ist leichter zugänglich. Es entsteht ein stärkeres Bewusstsein von dem, was im Leben wirklich wichtig ist.«[47]

Frauen brauchen in dieser Phase viel Zeit für sich, um sich von den alltäglichen Pflichten zu erholen, auszuruhen und auszuatmen. Da das aber in unserer heutigen aktiven und rastlosen Lebensweise eine ungewohnte Vorstellung ist, äußern sich schnell prämenstruelle

Beschwerden und Krämpfe. Auch in der spezifischen Einstellung zu Krankheit im allgemeinen und zur Menstruation im besonderen lässt sich leicht nachvollziehen, wieso Frauen die prämenstruelle Phase nicht mehr mit Reflexion und Regeneration, sondern mit Krankheit und Fluch gleichsetzen.

Aber auch geschichtlich rückblickend ist eine tiefgreifende Aufarbeitung des Menstruationszyklus erforderlich. Schon in frühen patriarchalischen Gesellschaften entstand eine regelrechte hysterische Furcht vor dem Menstruationsblut und seine völlige Ablehnung. »Sie glaubten, dass eine menstruierende Frau dem Mann seine Weisheit, Energie, Sehkraft, Stärke und Vitalität raube, dass sie wie Gift gemieden werden sollte, ... dass sie während der Menstruation des Teufels sei, dass Eva ihre Menstruation erst bekommen habe, nachdem sie im Garten Eden von der Schlange verführt wurde und den noch unerfahrenen Adam dann aufgeklärt habe. Es wurde behauptet, dass Menstruationsblut die ganze Welt zerstören könne und dass eine menstruierende Frau ein Feind sei, von dem alle Natur streng abgeschirmt werden müsse.«[48]

Das Menstruationsblut verbreitete eine »höllische« Angst. Aus dieser Angst heraus werden auch die blutenden Tage der Frau verbal und emotional abgewertet. Spürbar wird diese verbale Abwertung und mangelhafte Wertschätzung der Monatsblutung bei Frauen in verfrühten, verspäteten, unregelmäßigen, starken, schwachen, langen, schmerzhaften Störungen, dem Ausbleiben der Menstruationsblutung oder im prämenstruellem Syndrom. Die Gebärmutter befindet sich zudem oft in einem desolaten Zustand; sie verbraucht mit zunehmendem Alter ihre Lebendigkeit, was oft mit Wucherungen, Geschwüren und Entartungen verbunden ist, die nicht selten operative Gebärmutterentfernungen mit sich bringen.

Eine Heilung dieser tiefen weiblichen Wunden besteht darin, sich dem eigenen natürlichen Zyklus zu nähern und so mit der eigenen inneren Stimme in Kontakt zu kommen. Das bedeutet auch, sich den verinnerlichten negativen Einstellungen von Ablehnung, Scham und Demütigung im Hinblick auf weibliche Körperprozesse zu widmen, die von einer Frauengeneration zur nächsten weitergegeben wurden.

Dieses bewusste Hinschauen ist die Chance, die jahrhundertealte Kette von Misshandlung und Missbrauch endgültig zu durchbrechen. Das bedeutet auch, die weiblichen Körperprozesse zu achten, um auch die inneren weiblichen Wachstums- Reife- und Schöpfungsprozesse sowie die weibliche Intuition zu fördern. Dieses Wiederentdecken der weiblichen Schätze erfordert zudem die Entwicklung einer neuen, positiven weiblichen Sprache, mit der die eigenen Menstruationserfahrungen formuliert und anderen mitgeteilt werden können. Es erfordert auch, weibliche Lebensübergänge, Phasen und persönliche Veränderungen zu erkennen und zu akzeptieren, neue Übergangsriten für Frauen zu schaffen, was auch immer bedeutet, das Vergangene loszulassen und um das Verlorene zu trauern. Und es erfordert nicht zuletzt, einen neuen Blick auf die Sexualität zu werfen.

Die befreite Sexualität

Neben der Befreiung der Gebärmutter und der Harmonisierung der monatlichen Blutung gehört auch eine tiefgreifende sexuelle Heilung zum Weg der Wiederentdeckung der weiblichen Spiritualität. Jede Frau, die sich ihre Sexualität wieder aneignet und sie erforscht, sollte wissen, dass die weibliche Sexualität den Charakter einer allumfassenden sinnlichen Erfahrung hat, die nicht nur die Genitalien, sondern den ganzen Körper einbezieht.

Es ist dabei keineswegs immer ein direkter genitaler Kontakt mit einem anderen Menschen erforderlich, vielmehr ist das individuelle Körperempfinden jeder Frau persönlich betroffen. Auch spielt es eine Rolle, in welcher Phase der sexuelle Zyklus ist. Liebe und Sexualität sollten dann praktiziert werden, wenn es für die Frau der richtige Zeitpunkt ist. Das muss nicht immer im Kontakt mit einer anderen Person sein.

Die ursprüngliche Bedeutung des Wortes »Jungfrau« hatte nichts mit Sexualität zu tun, sondern bezog sich auf eine Frau, die sich selbst genügte und keinem Mann angehörte.[49] Sexuelle Energie und die menschliche Fähigkeit zur Ekstase sind normale Bestandteile der Persönlichkeit, wobei die ekstatische sinnliche Erfahrung auch gleichzeitig eine tiefe spirituelle und schöpferische Erfahrung sein kann, die mit der freudigen Erschaffung des Lebens verbunden ist. Intensive Liebes- und Lustgefühle, die wir in tiefen schöpferischen Akten wie diesen erfahren, können aus dem eigenen Inneren entstehen. Vielen Frauen täten gut daran, in diesem Sinne ihre Jungfräulichkeit wiederherzustellen.

Auch eine Meditation, eine mystische Erfahrung oder die Begegnung mit der Natur kann uns mit diesen intensiven Liebes- und Lustgefühlen in Kontakt bringen. Deshalb ist es wichtig, dass die Frau sich nicht nur als sexuelles Objekt der männlichen Begierde betrachtet, sondern ihre persönlichen subjektiven sexuellen Empfindungen und Bedürfnisse wiederentdeckt und auch sprachlich ausdrückt.

Eine Frau, die es für ihre Pflicht hält, mit ihrem Mann auch dann körperliche Liebe zu machen, wenn sie nach einem arbeitsreichen Tag müde ist oder keine Lust hat, weil sie glaubt, seinen Wünschen gehorchen und die eigenen ignorieren zu müssen, kann ihr Leben nicht heilen und ihrer inneren Stimme nicht folgen. Eine Frau, die ihrem Partner beim Geschlechtsverkehr einen Orgasmus vortäuscht, um ihm zu gefallen, folgt nicht ihrer inneren Stimme und spielt dem Partner etwas vor. Eine Frau, die mit ihrem Partner den traditionellen Geschlechtsverkehr ohne jegliche Befriedigung erlebt und nicht den Mut hat, Neues zu probieren, vertraut ihrer inneren Stimme ebenso wenig.

Diese eingefahrenen Wege zu verlassen und neue Wege zu gehen, verlangt schon sehr viel Mut und Entschlossenheit und konfrontiert die Frau mit vielen entwürdigenden, übergriffigen und verletzenden Erfahrungen früherer Zeiten. So wurde die Sexualität in der christlichen Religion eher als Akt der Reproduktion gesehen und nicht als lust- und liebevolles Empfinden. »In antiken Zeiten war die Befruchtung durch einen Geist eine akzeptable Erklärung für Schwangerschaften in den meisten heidnischen Ländern, in denen der Geschlechtsverkehr Teil der Fruchtbarkeitsriten war, und deshalb hielten die Christen die Befruchtung durch einen Geist weiter für glaubwürdig, ob der angebliche Vater nun ein toter Held, ein Teufel, ein Inkubus oder sogar – bei manchen Sekten – noch einmal der Heilige Geist war.«[50]

Gerade das Christentum trennt Sexualität scharf von Mutterschaft. Die Theologen spalteten dabei die weibliche Gottheit in die Jungfrau-Mutter, die ewige Mutter ohne jedes menschliche oder weibliche Bedürfnis, und in die Hure, mit ihren verführerischen sexuellen Begierden (Ödipuskomplex). Gepredigt wird in den Kirchenhäusern die Jungfrauengeburt, von Sexualität ist keine Rede. Der Mann sehnt sich jedoch sowohl nach der einen als auch nach der anderen weiblichen Seite. Er möchte die Lösung des Ödipuskomplexes. Allein durch diese einseitige Betrachtung des Weiblichen auf das Mutterdasein ist eine große Verzerrung und Entwertung des weiblichen Potentials entstanden, die tief in jeder Frau sitzt. Auch diese tiefen Verletzungen und Entwertungen zeigen sich in der Lebendigkeit und Tiefe sexuellen Erlebens.

Wilhelm Reich erkannte, dass die Menschen sich in ihrer Sexualität so benehmen, wie sie sich im allgemeinen in ihrem Alltagsleben benehmen, und dass man zuerst sein psychoemotionales System und sein Körperbewusstsein verändern muss, bevor man seine Sexualität anders leben kann. Sexualität ist nach der Auffassung Reichs als ein zusätzliches Merkmal dessen einzuschätzen, wie lebendig und bewusst ein Mensch ist und wie fähig, sich einem anderen Individuum ehrlich und in reifer Weise mitzuteilen. Er ist allerdings der Auffassung, dass der fundamentale Wert des sexuellen Erlebnisses im orgastischen Verströmen seinen Ausdruck findet. Je befreiter und offener ein Mensch ist, desto voller kann er seine orgastische Potenz erleben und dadurch noch mehr Lösung von Verspannung, Konflikt und Stress erreichen. Eine gesunde sexuelle Funktionstüchtigkeit ist nach Auffassung von Reich ein Merkmal der höchsten Bewusstseinsstufe.

Auch im Tantra-Yoga wird in der Sexualität ein wunderbares Hilfsmittel zum Erreichen gesteigerten Gewahrseins und erhöhten Bewusstseins gesehen. Während Reich die orgastische Entladung als den erfülltesten Höhepunkt der sexuellen Vereinigung ansieht, geht man im Tantra-Yoga davon aus, durch achtsames Zurückhalten des Orgasmus die sexuellen und orgastischen Energien zur höheren Entwicklung zu nutzen. Der Zweck der sexuellen Vereinigung ist es hier, die verbindende und orgastische Leidenschaft als einen Weg zur vollkommeneren

Erforschung und Entwicklung des eigenen Selbst zu verwenden. »Die Tantra-Yogis sind davon überzeugt, dass eine enorme Energie in der Sexualität eingeschlossen ist, die, wenn sie vom Steißbein freigesetzt wird, durch das Rückgrat aufwärts fließt und dem Geiste göttliche Erleuchtung bringt.«[51] Gemeint ist die Kundalini-Energie, die dazu verwendet wird, das Bewusstsein zu steigern, um dadurch die Konzentration auf die Sexualität in eine wirklich erleuchtende Erfahrung zu verwandeln. »Da der Orgasmus der Höhepunkt der Zeit ist, hofft der Tantra-Yogi, dass er sich durch das Erschließen seiner Geheimnisse von den Fesseln der Zeit befreit.[52]

Die sexuelle Energie ist aber nicht nur in der Vereinigung zu erfahren, sondern kann durch bewusste Steuerung in taoistischen Praktiken aktiviert und aufwärts durch den Körper gelenkt werden, um nicht nur die Geschlechtsorgane, sondern auch die anderen Körperorgane wieder aufzubauen. Um diese Methoden zu erlernen, ist ein bewusster und liebevoller Zugang zu den Beckenorganen und dem Beckenboden der Frau erforderlich. Das bedeutet, Anspannung und Entspannung des Beckenbodens willentlich und bewusst zu trainieren und einzusetzen. Geübt werden kann das mit sanftem Beckenbodentraining unter Einbeziehung der Atmung und der Vorstellungskraft, mit Hilfe von unterschiedlich schweren Vaginal-Kegeln oder der Obsidianeier, die seit Jahrhunderten im Taoismus benutzt werden. Dabei wird insbesondere der PC-Muskel (Musculus pubococcygeus) als Ringmuskel um die Vagina gestärkt. Eine starke Beckenbodenmuskulatur verbessert die Kontraktionsfähigkeit der Beckenmuskulatur, stimuliert die sexuelle Schöpfungsenergie, verbessert die Stressinkontinenz und bewahrt die eigenen Körpersäfte und die weibliche Yin-Energie.

Mit Hilfe dieser sexuellen Energie und bewusst und liebevoll eingesetzter Methoden ist es möglich, schöpferische Energie aufwärts durch den Körper zu lenken und nicht nur die Beckenorgane, sondern alle Organe zu nähren. Die sexuelle Energie wird so zur fundamentalen starken Energie für Gesundheit, Jugend und Vitalität. Dieses persönliche Energiereservoir kann jede Frau wieder neu in sich entdecken und für sich selbst nutzen. Sie kann eine liebevolle und sinnliche Beziehung mit sich selbst eingehen und sich ihrer inneren Heilung widmen, um sich innerlich aufzurichten.

Die innere Aufrichtung

Wenn die Energie des Beckens bzw. der »unteren Chakren« zur Verfügung steht, bilden die sich daraus ergebende Sicherheit, Geborgenheit und Intensität der Beziehungen ein gutes Fundament, um das innere Gewahrsein für die höheren Körperregionen zu fördern. Individualisierung zeigt sich bereits im Solar-Plexus, dem *dritten Chakra*, dem körperlich die Bauchhöhle, das Verdauungssystem, der Magen, die Leber, die Milz, die Gallenblase und das vegetative Nervensystem zuzuordnen sind. Es ist der Raum, wo mit den fundamentalen Potentialen der unteren Chakren persönliche Ziele und Aufgaben in der Außenwelt umgesetzt werden können. Die Qualität des dritten Chakras besteht darin, das eigene Leben leistungsfähig und kompetent zu gestalten, eigene Entscheidungen zu treffen und Verantwortung für das eigene Leben zu übernehmen. Aus Misserfolgen lernt die Frau. Das wiederum fördert das Selbstwertgefühl und die Selbstachtung der Frau.

Wenn eine Frau aus dieser Fülle ihrer Möglichkeiten leben kann, vermittelt sie ein Gefühl von Frieden und innerer Harmonie mit sich selbst, sie ist voller Licht und voller Kraft. Viele Frauen haben jedoch ein niederes Selbstwertgefühl, haben in ihrer Vergangenheit wenig Anerkennung erfahren und suchen nun im äußeren Leben nach jener Bestätigung und Zufriedenheit, an der es innerlich mangelt. Dabei entwickelt sich oft ein enormer Tätigkeitsdrang, oft darauf bedacht, Anerkennung und äußeren Reichtum zu erwerben. Eigene Gefühle werden dabei zurückgehalten oder so kontrolliert, dass sie nicht stören.

Je länger der Ausdruck des Gefühls zurückgehalten wird, desto mehr staut sich die emotionale Energie. Jede Körperregion kann so ein Ort sein, an dem der natürliche Fluss bestimmter Gefühle eingeschränkt oder blockiert erlebt wird. So ist in der Bauchregion, insbesondere in Milz und Bauchspeicheldrüse, der Ort des minderen Selbstwertgefühls, der Selbstbestrafung, des Gefühls des Überbesorgt-Seins, des Nicht-genug-Seins, des Sich-nicht-abgrenzen-Könnens, des Sich-abgelehnt-Fühlens oder des Sich-nicht-trennen-Könnens.

Der Magen steht für das Gefühl, heimatlos im eigenen Körperland zu sein, überlastet und überfordert zu sein, sich selbst unter Druck zu setzen, besessen zu sein, Hunger zu haben.

Die Leber steht für Wut, Ärger, Unzufriedenheit, mangelnde Anerkennung, sich übergangen zu fühlen, zu nörgeln, unnachgiebig zu sein, Probleme zu vermeiden.

Der Gallenblase entspricht das Gefühl der Ablehnung oder der Verbitterung, andere werden verurteilt, hier wohnt die Unfähigkeit, sich zu entscheiden und für sich selbst einzustehen, die Opferhaltung, das Manipulierende und der falsche Stolz. So tragen bestimmte Organe die Botschaften jeweils eigener emotionaler Themen.

Wenn sie im emotionalen Körper auftreten, werden diese Konfliktkonstellationen Neurosen genannt, während sich dieses Unwohlsein im physischen Körper normalerweise als Krankheit, Schwäche, Anspannung und gewöhnliche Kränklichkeit ausdrückt. Die Bauchregion im allgemeinen ist häufig der Ort der gestauten emotionalen Energie. Es ist jener Ort, wo der Konflikt zwischen tatsächlichem Sein und der Vorstellung, »wie wir sein sollten«, ausgetragen wird.

Vielen Frauen wurde in den vergangenen und gegenwärtigen Kulturen eingetrichtert, entweder gar keine eigenen Gefühle zu empfinden oder diese, wenn sie empfunden werden, nicht auszudrücken. Die »Vernunft« und das »Bewahren eines kühlen Kopfes« werden als gute Mittel dargestellt, durch das die Ablenkungen der Gefühle und Leidenschaften überwunden werden. Die Folge davon ist, dass wir unsere Gefühle verneinen, unsere Emotionen zurückhalten und unsere Ausdrucksweisen beschränken.

Eine Vielzahl von gesellschaftlichen Verhaltensnormen bestimmen zudem unsere persönlichsten Erfahrungen, Handlungen und Einstellungen und teilen bestimmte Gefühle und Handlungen in »gut«, »anständig« und »positiv« ein, während andere »schlimm«, »unanständig« und »negativ« sind. Manche Frauen wählen unbewusst diesen Weg der Fremdbestimmung und der Anpassung, aus Angst, die wenige Anerkennung noch zu verlieren und die Zugehörigkeit zu einer Gemeinschaft zu riskieren. Sie haben den Weg der freien Entfaltung ihrer Persönlichkeit aufgegeben, werden von ihren Familien in keiner Weise unterstützt, sondern eher unbewusst festgehalten, damit sie als Frau die Familie nicht verlassen. Viele Frauen sind zudem der Auffassung, dass eine freie Entfaltung der Persönlichkeit nur möglich ist, wenn die Versorgung der Familie aufgegeben wird. Darum kommt es in der Frau immer wieder zu inneren Kämpfen zwischen der persönlichen Befreiung und Entfaltung und der Verantwortung für die Familie.

Während die unteren drei Chakren die körperliche und die gefühlsmäßige Seite der Frau beinhalten, verbindet das *Herz-Chakra* – als Mittelpunkt des Chakrensystems – sie mit den oberen geistig-spirituellen Zentren. Das Herz-Chakra deutet auf die Beweglichkeit des Herzens hin. Es ist die Bewegung auf etwas zu, der Kontakt, das Sich-berühren-Lassen und Mit-den-Dingen-in-Berührung-Sein. Es ist die Fähigkeit, sich einzufühlen und mitzuempfinden, sich einzustimmen und mitzuschwingen. Die Aufgabe des Herz-Chakras ist die Vereinigung in Liebe, die Sehnsucht nach innigstem Kontakt, nach Einssein, Harmonie und tiefer Liebe.

Es ist die wahre, bedingungslose Liebe gemeint, eine Liebe, die man nicht haben oder verlieren kann. Es ist in erster Linie die Liebe zu uns selbst, das Annehmen und Akzeptieren unseres ganzen Wesens aus der Tiefe des Herzens heraus. In allem, was wir tun, sind wir mit dem Herzen dabei. Erst dann kann eine erfüllende Liebe auch zu anderen Menschen entstehen, Mitgefühl, Verständnis und eine tiefe Lebensfreude – all das, was uns miteinander vereint, uns versöhnt und heilt. Schließlich kann daraus die Verbindung zur göttlichen Liebe in uns und der ganzen Schöpfung erwachsen. Das Herz-Chakra wird dann zur Eintrittspforte zum universellen Teil unserer Seele, dem göttlichen Funken in uns. Es wächst eine tiefe Sehnsucht und eine unbegrenzte Freude nach Wiedervereinigung mit dem Göttlichen, die in allen persönlichen Bestrebungen und Absichten erkennbar wird. Das bedeutet Leben in seiner unverfälschten, ursprünglichen Form, ein Leben aus dem Herzen heraus.

Die wenigsten Frauen können das heute absichtslos tun, denn ihr eigenes Bedürfnis nach Liebe ist oft noch nicht gestillt. Häufig wird der Mangel an Liebe kompensiert, indem die Frau besonders freundlich und zuvorkommend gleichermaßen zu allen Menschen ist, ohne sich tiefer auf die Menschen einzulassen. Viele Frauen geben und geben und machen alles für die Kinder, den Ehemann, die Eltern, putzen, kochen, waschen... Sie arbeiten zwanghaft in einem Beruf und liefern abends auf Anforderung den Sex ab. Sie sind selbstlos und aufopfernd für andere da, fühlen sich verpflichtet oder haben Schuldgefühle, wenn sie es nicht tun. Sie verbrauchen ihre ganze Energie, um ihre Angst, verlassen zu werden, nicht genug zu sein oder keine Selbstachtung zu verdienen zu ersticken.

Diese Frauen haben ihre inneren Bedürfnisse vernachlässigt und verdrängt und zum Ausgleich suchen sie außen nach einem berechtigten Dasein sowie nach Anerkennung und Bedürfnisbefriedigung von anderen. Diese äußere Bestätigung und Anerkennung nährt das mangelnde Selbstbewusstsein. Es befriedigt kurzzeitig, schafft aber neue Abhängigkeit von der Zuwendung anderer. Inwieweit gelingt es der Frau, Partnerschaft, Familie, Nähe und Alleinsein zum Auftanken und Nähren ins Gleichgewicht zu bringen? Können Frauen andere nähren und sich selbst auch von anderen nähren lassen?

Frauen, die tiefe Verletzungen und emotionale Wunden, mangelnde Vergebung, Trauer, unbearbeitete Wut, Feindseligkeit, Kritik und Wertung in sich tragen, fällt es schwer, sich selbst zu lieben oder Liebe und Zuwendung von anderen anzunehmen, sich zu öffnen und zu empfangen. Zärtliche Worte und eine sanfte Art lassen manche Frau verlegen und unsicher werden. Sie weichen aus und verschließen sich aus Angst vor ihren eigenen Gefühlen und Sehnsüchten. Sie bauen einen inneren Panzer auf, um sich gegen Gefühlsregungen, Wahrnehmungen und emotionale Verletzungen abzuwehren.

Verschließen die Frauen sich immer mehr, werden sie traurig und depressiv. Ist das Herz-Chakra ganz verschlossen, wird die Frau teilnahmslos, unausgeglichen, gefühlskalt, hart und herzlos. Sie braucht eine starke äußere Stimulation und viele Reize, um überhaupt empfinden zu können. An dieser Stelle wird auch der Zusammenhang zwischen dem zweiten und dem vierten Chakra deutlich. Denn häufig entsteht Gefühlskälte und Teilnahmslosigkeit, wenn durch Grenzüberschreitungen und Missbrauch das zweite Chakra, das auch als »unteres Herz« bezeichnet wird, verletzt ist. Dann kann auch das »obere Herz« sich nicht wirklich öffnen. Und gerade weil es im Lauf der Geschichte viele sexuelle Grenzüberschreitungen und Verletzungen der Frauen gegeben hat, verschließt die Frau sich zum einen vor einer befreiten und gefühlsintensiven Sexualität und zum anderen vor einem weit geöffneten selbstliebenden Herzen. Sie bekommt Herzschmerzen, Herzklopfen, Herzrhythmusstörungen.

Um nicht in diese verletzte Gefühlstiefe zu gelangen, werden Partnerschaften schnell gewechselt. Die Frau bleibt so gefühlsmäßig an der Oberfläche und tauscht nur den Partner. Um sich immer wieder anzubieten, verkauft sie äußerlich aufreizend ihre eigene Weiblichkeit. Sie verleugnet ihre Gefühlswelt bzw. lässt nur bestimmte Emotionen zu, geht mit ihrer Aufmerksamkeit in die Intellektualität und den Rationalismus. Statt Gefühle und Bedürfnisse frei zum Ausdruck zu bringen, versucht die Frau durch vielerlei Worte und Gesten ihr wahres Wesen zu überspielen und zu verbergen. Die Sprache ist roh und sachlich, kühl, die Stimme ist laut und ohne tieferen Gehalt. Die Frau erlaubt sich keine Schwäche, setzt sich eher durch überhöhte Anforderungen selbst unter Druck, so dass die Last auf den Schultern schwerer wird, die Schultern werden hoch und der Hals eingezogen, der Schultergürtel verspannt. Es tritt im Laufe ihres Lebens eine gewisse Starre ein, denn die Frau lässt nur die äußere sichtbare Welt als Realität gelten.

Besonders übergriffig wird es dann, wenn Frauen zu unpassender Zeit durch ununterbrochenen Redestrom und kraftvollen Ausdruck anderen Mitmenschen ihre Lebensart aufdrängen oder sie zu manipulieren versuchen. Sie reden nur und hören nicht mehr zu. Es zeigt sich hier eine disharmonische Funktion des Hals-Chakras, des fünften Chakras, wo die Verständigung zwischen dem Fühlen des Körpers und dem Denken des Kopfes gestört ist. Disharmonisch zeigt sich dieser Bereich auch, wenn die Frau sich ganz zurückhält, schüchtern, still und zurückgezogen ist und nur über belanglose Dinge des äußeren Lebens spricht. Haben diese Frauen dann doch einmal Gelegenheit, sich mitzuteilen, sind sie unsicher, trauen ihren intuitiven Kräften nicht, passen sich der Meinung der anderen an und neigen zu vorschnellem Gehorsam. Die Stimme bekommt einen Kloß im Hals, klingt leise und gepresst oder kommt stotternd heraus.

Ist das Hals-Chakra harmonisch, wird zwischen den unteren Chakren mit den Kopf-Zentren eine Brücke gebaut. Das Hals-Chakra dient als Bindeglied zwischen Denken und Fühlen, es vermittelt gleichzeitig die Inhalte aller Chakren über die menschliche Ausdrucksfähigkeit an die Außenwelt. Kommunikation geschieht über das gesprochene Wort, Gestik und Mimik, Lachen und Weinen, kreativen Tanz, Musik, bildende und darstellende Kunst. Alles, was in uns lebt, wird zum Ausdruck gebracht, allerdings auch nur das, was wir in uns finden.

Öffnet und weitet sich das Hals-Chakra, bekommt die Frau die Möglichkeit, noch mehr in ihre inneren Räume hineinzuhören und der inneren Stimme zu lauschen und sich auf diesem Bewusstwerdungsweg von der Ebene der Gefühle und der Ebene des Körpers zu trennen und sich der Mentalebene bewusster zu werden. Dadurch kann die Fähigkeit der Selbstreflexion gesteigert werden und das Vereinnahmende der Gefühle und der körperlichen Empfindungen treten zugunsten einer objektiveren Erkenntnis in den Hintergrund. Tiefere Erkenntnisse werden der Frau zuteil, wenn sie weit und offen wird und in sich hineinlauscht. Die Frau entwickelt ein unumstößliches Vertrauen in die innere Stimme, in die persönliche eigene und höhere Führung und empfängt Inspirationen von innen und außen. Diese göttliche Inspiration wird zu einem tragenden Element für ihren Selbstausdruck.

Über das sechste Chakra, das auch als das Dritte Auge bekannt ist, vollzieht sich die bewusste Wahrnehmung des ganzen Seins. Mit der Entwicklung unseres Bewusstseins und der zunehmenden Öffnung des Dritten Auges erhalten wir Zugang zu allen subtilen Schöpfungsebenen, die hinter der physischen Realität liegen. Die Grenzen des rationalen Verstandes werden dabei überschritten. Das Denken wird holographisch. Das Wissen darüber kommt in Form von übersinnlicher Wahrnehmung, Intuition, hellsichtiger Schau sowie Hellhören und Hellfühlen, teilweise auch durch zeitweise Einblicke in andere Dimensionen der Wirklichkeit, etwa in der Meditation oder im Traum. Die eigene Vorstellungskraft und die Fähigkeit zur Visualisierung erzeugen nun die Energie zur Erfüllung einer Idee oder eines Wunsches. Intuitiv können viele Zusammenhänge erfasst werden, der Geist ist klar und gesammelt und gleichzeitig offen für mystische Wahrheiten. Das Denken wird von Idealismus und Phantasie getragen, Vorstellungen und Gedanken erfüllen sich teilweise spontan.

Eine tiefe Ehrfurcht erfüllt die Frau im Anblick der Größe dieses göttlichen Spiels. Leider sind unsere heutige Kopflastigkeit und der Versuch, alles über den Intellekt und den Verstand zu regeln, ein Hindernis auf dem Weg, ganzheitlichere Sichtweisen und die Fähigkeit zur Integration in einem größeren kosmischen Zusammenhang zu erfahren. Wenn nur das Gültigkeit hat, was mit dem Verstand erfassbar und mit wissenschaftlichen Methoden nachweisbar ist, kommt leicht eine intellektuelle Überheblichkeit gegenüber den anderen Ebenen auf. Spirituelle Wahrheiten werden abgelehnt. Das Leben wird von materiellen Wünschen, körperlichen Bedürfnissen und unreflektierten Emotionen bestimmt. Besteht dann noch die Tendenz, bei einem weit geöffneten Dritten Auge durch Gedankenkraft Menschen oder Dinge zu beeinflussen, um persönliche Bedürfnisse zu befriedigen, kann das ein Hinweis sein auf eine Disharmonie im Solarplexus-, Herz- oder Kronen-Chakra.

Disharmonisch zeigt sich der Zugang zu den feineren Ebenen der Wahrnehmung auch dann, wenn jemand die wahrgenommenen Bilder und Informationen mit den eigenen Vorstellungen und Phantasien vermischt, die aus unverarbeiteten emotionalen Mustern stammen. Dann kann aufgrund eines mangelhaften Wurzel-Chakras schnell der Bezug zur Wirklichkeit verlorengehen. Die Gedanken werden dann unklar, verworren und abgehoben und von den unerlösten emotionalen Mustern bestimmt.

Das siebte Chakra, das Kronen-Chakra, ist der Sitz der höchsten Vollkommenheit im Menschen. Die Erkenntnis, die wir über das Kronen-Chakra erhalten, geht noch weit über das Wissen hinaus, das uns über das Dritte Auge zuteil wird. Während wir auf die Aktivierung der sechs unteren Energiezentren selbst konkret einwirken konnten, können wir uns hier nur öffnen und zu einem empfangenden Gefäß werden.

Mit zunehmender Entfaltung des Kronen-Chakras treten immer mehr Momente auf, in denen die Trennung zwischen dem inneren Sein und dem äußeren Leben aufgehoben ist. Das individuelle »Ich« wird zum universellen »Ich«. Das Bewusstsein ist vollkommen still und weit. In dieser Stille erlebt die Frau ihr eigenes Wesen als das allgegenwärtige reine Sein und als größte Leere, in der wiederum alle Dinge in Fülle existieren. Diese Momente können mit zunehmender Öffnung des Kronen-Chakras immer häufiger auftreten und klarer erscheinen.

Wenn die Frau reif dafür ist, erfährt sie die endgültige Erleuchtung, ein sehnsüchtiges Erwachen aus einem langen Traum, um endlich ihr eigenes Handeln und Tun in der Absicht des Schöpfers zu verwirklichen. Es entsteht ein Leben in reiner Essenz. Und diese göttliche Essenz des Lebens ist reine Glückseligkeit. Jede Einzelenergie in jedem Chakra schwingt im völligen Einklang mit der Absicht der Schöpfung und damit in völliger Harmonie mit allen anderen.

Wenn wir uns für diese Schwingungen öffnen, gewinnt das Leben eine völlig neue Qualität. Ist das aufgrund eines weitgehend geschlossenen siebten Chakras nicht der Fall, treten Ziellosigkeit, Verunsicherung und eine gewisse Sinnlosigkeit im Leben ein. Viele Frauen unterbinden diese aufkommenden Gefühle, indem sie sich in besonders viele Aktivitäten flüchten, sich neue Verantwortlichkeiten aufladen, um ihre Unentbehrlichkeit zu beweisen und keine Ruhe aufkommen lassen, um nicht mit den eigenen Gefühlen in Kontakt zu kommen. Wenn die Frau sich nicht in den Jahren, in denen die Entwicklung des Kronen-Chakras ansteht, für die spirituelle Ebene öffnet, kann es sein, dass eine lebensbedrohliche Krankheit die Frau zur Ruhe zwingt, um ihre Weisheit zu wecken.

Das Öffnen der Chakren ist eine Reise zu sich selbst, eine Reise ins Leben und eine Reise zum Göttlichen. Der Schlüssel zur wahren Heilung liegt darin, sich diesem inneren Wachstumsweg zu widmen. Dr. Lewis Thomas hat einmal gesagt, er sehe Krebs mittlerweile als körperliche Metapher für ein gewaltiges Bedürfnis nach Wachstum. Für ein gesundes Wachstum müssen möglichst viele Teile der eigenen Person in der Gegenwart verfügbar sein – im *Jetzt*, dem einzigen Moment, in dem Heilung möglich ist.[53]

Sofern Stress und unverarbeitete Erlebnisse der Vergangenheit oder Sorgen über die Zukunft Blockaden in den Chakren verursachen, fließt die Kundalini-Kraft nur in einem sehr geringen Maße durch den Kanal in der Wirbelsäule. Je bewusster die Frau ist, desto offener und aktiver sind ihre Chakren, so dass die Kundalini-Kraft in einem starken Strom in sie einfließen kann, und je stärker diese Kraft einströmt, desto aktiver werden die Chakren, wodurch wiederum eine größere Bewusstheit geweckt wird. Auf diese Weise entsteht, sobald wir begonnen haben, unsere Blockaden zu lösen und einen Weg der Bewusstseinsentwicklung zu beschreiten, ein beständiger Kreislauf gegenseitiger Beeinflussung. Auf diesem Weg der Bewusstseinsentwicklung spielt die Zahl sieben eine besondere Rolle im Zyklusverlauf. Im Altertum wurde die Zahl Sieben häufig als Symbol für Vollendung, Fülle und spirituelle Vollkommenheit benutzt. Sie galt in vielen Kulturen, in vielen religiösen Schriften, in Märchen und Mythen als heilige Zahl. Auch unsere Woche verläuft in einem Siebener-Rhythmus, dem kleinsten, immer wiederkehrenden Grundrhythmus unseres Daseins. Eine siebenfältige »Kategorisierung« und Zuordnung ist auch im Bewusstseinsprozess erkennbar.

Heilung aus Sicht der Bewusstheit

Die Stufen der Bewusstheit

Johann Kössner verfasste in Anlehnung an das Buch »Menschheit im Dornröschenschlaf« von Werner Güntner eine siebenfältige Hierarchie der Bewusstseinsstufen. Diese Stufen können ebenso wie die Chakrenlehre ein Spiegelbild sein für den eigenen Entwicklungsstand. Darauf hingewiesen wird auch, dass die meisten Menschen von uns sich gleichzeitig in zwei oder sogar in drei Bewusstseinsfeldern gespiegelt erkennen.

1. Bewusstseinsstufe:
»Der Mensch lebt unbewusst – schicksalsbezogen«
Die Antriebe des Lebens kommen aus dem »tierischen« Motivationsfeld, triebbedingt, ichbezogen. Es gibt kein komplexes Verstehen von größeren Zusammenhängen und Langzeitwirkungen. Vordergründige, oberflächliche Prioritäten bestimmen die Verhaltensmuster. »Gut ist das, was im Moment nützt!« Eine primitive, hedonistische Lebenshaltung spiegelt sich hier Tag für Tag. Wahllose, augenblickliche Bedürfnisbefriedigung ist das signifikante Kennzeichen einer solchen Bewusstseinsstufe. In der Partnerschaft zeigt sich solches Bewusstsein äußerst instrumentell: »Der Partner hat ›meinen‹ Gelüsten und Bedürfnissen zu entsprechen und zu dienen!«

2. Bewusstseinsstufe:
»Dämmerungszustand – das Verhalten wird beginnend hinterfragt«
Der Lebensvollzug wird zwar vorwiegend noch in einem gesellschaftlichen Ablauf verstanden, dem man sich nicht entziehen darf und kann. Wir haben hier die höchste Form von Fremdbestimmung und Unterordnung. Andere geben an, was ich zu tun habe. Illusionistische »Gottgefälligkeit«. Immer noch bestimmen materialistische, ichbezogene

Prioritäten den individuellen Lebenslauf. Was das Kollektivbewusstsein vorgibt, ist maßgeblich. Man darf nicht anders sein und ordnet sich kritiklos ein und unter. In der Partnerschaft zeigt sich eine Ausrichtung nach funktioneller Ergänzung, der instrumentelle Bezug zum Partner bleibt.

3. Bewusstseinsstufe: »Bewusstwerdung im Gefühlsleben – der emotionale Aspekt tritt in den Vordergrund«

Das Geltungsbedürfnis gesellschaftlicher Rangordnungen wird entscheidend. Dabei werden abstammungsbezogene soziale Wertperspektiven, kleinbürgerliche, städtische wie dörfliche Denkschienen zu einem hohen Prinzip. Karriere, beruflicher Erfolg, »Ansehen« und ähnliches werden zum Antriebsgenerator und zu kollektiven Automatismen. Im Geheimen schafft sich das Ego versteckte Verhaltensmuster, um aus dieser Scheinwelt auszubrechen. In der Partnerschaft tritt das emotionale Bezugsfeld in den Vordergrund. Emotionale Resonanz und Übereinstimmung bestimmen vorrangig die Partnerwahl und damit auch eine überstarke Anbindung und Fixierung.

4. Bewusstseinsstufe: »Bewusstwerdung auf der Mentalebene«

Nicht mehr das Materielle, sondern das »Geistige« wird wichtig. Mentale Neugier, Wissensdurst und Erkenntnisdrang treten in den Vordergrund. Das Hinterfragen ideologischer Programme und kritische Distanz zum kollektiven Bewusstsein setzen ein und eröffnen Abnabelungsprozesse. Familiäre Muster, religiöse Zwänge, ideologische Okkupationen, kollektive Muster werden hinter sich gelassen. Die Aufmerksamkeit richtet sich auf die individuellen Resonanzen, unabhängig von äußeren Normen. Es beginnt, ein autarkes ethisches Gefühl zu entstehen. Im Partnerbezug tritt Geistigkeit in den Vordergrund. Mentale Übereinstimmung wird zum entscheidenden Faktor. Partner, die einander wertfrei zuhören können und tolerant zueinander sind, ziehen sich gewaltig an.

5. Bewusstseinsstufe:
»Erwachen der metaphysischen, mythischen Kräfte«

Die Geistschöpfungskraft wird wahrgenommen, und es wird allmählich auch begonnen, sie umzusetzen. »Ich erschaffe bewusst meine Realitäten durch Gedanken- und Bewusstseinskraft!« Das Erkennen der Wirkmacht auf das Umfeld und die Kontrolle über die Kräfte des niederen Selbst werden zum Persönlichkeitsprinzip. Damit verbunden beginnt eine große »Entbindungsstation« von alten Ketten, zum Beispiel das Ausscheiden aus Vereinigungen traditioneller, vereinsmäßiger, politischer und religiöser Anbindungen. Oft ist damit ein vorübergehender Weg in das Alleinsein verbunden, die Suche nach tieferliegender Wahrheit und echter Erkenntnis. Aktives Karma-Bewusstsein wird zum angewandten Verhaltensregulativ: »Was ich säe, ernte ich!« Echte Moralität übernimmt den Lebensfahrplan. Der Beginn der Souveränität ist erreicht. In der Partnerschaft wird höchste Übereinstimmung auf geistiger Ebene gesucht. Nur noch wenige Menschen im Umfeld können eine solche Partnerrolle erfüllen.

6. Bewusstseinsstufe: »Universelle Liebe«

Das Wesen auf dieser Stufe wird zu einer »priesterlichen«, geistigen Instanz. Sein Strahlungsfeld erreicht überdimensionales Gewicht. Sein »Da-Sein« ist wichtiger als sein Tun. Der Mensch auf dieser Stufe hört auf zu kämpfen. Die Trennung zwischen dem Höheren und Niederen Selbst ist aufgehoben und allmählich eins. Die Seeleninstanz tritt die Vorherrschaft im Leben an. Das Eins-Sein mit allem, was ist, tritt vom wissenden in den erfühl- und erfahrbaren Bereich. Die Kommunikationsfähigkeit mit Tier, Pflanze und Kristall wird wahrgenommen. Die dritt-dimensionalen Barrieren und Grenzen beginnen sich aufzulösen: »Alles wird möglich!« Die materiellen Kräfte und die dritt-dimensionalen Bereiche strukturieren sich nach dem Geistwillen. Da ist der Punkt, wo die Göttliche Quelle wachsend in einem individuellen Wesen in Erscheinung tritt. Auf dieser Stufe eines menschlichen Bewusstseins wird der zwangsgesteuerte Reinkarnationszyklus beendet. Die Frequenzstruktur einer solchen Wesenheit wird »allvernetzbar«

und beginnt mit hohen Wesenheiten bewusst in telepathische Kommunikation zu treten. Sie beendet ihre Reife in Raum und Zeit und schließt einen Lernzyklus ab. Die Partnerschaft bekommt eine neue Dimension. Jede Form von »Besitz« oder »Verpflichtet-Sein« wird überwunden. Der ganze Reichtum einer dritt-dimensionalen Partnerschaft kann gelebt und erfahren werden, ohne das daraus Zwänge und Abhängigkeiten erwachsen.

7. Bewusstseinsebene – »Unio Mystica«

Göttliches Bewusstsein, das sich in der sechsten Stufe immer stärker ausgebildet hat, wird zur Manifestation. Alle Aus- und Eingrenzungen zwischen der äußeren und inneren Welt lösen sich auf. Die Materiegesetze verlieren ihre Wirkung auf das Wesen, die Polarität ist gemeistert. Die Seelenharmonie zwischen zwei Menschen, die sich schon in der sechsten Ebene zeigt, kann in der siebenten Ebene nochmals erhöht werden und als eine Art von schöpferischer Mutter-Vater-Gott-Einheit höchste Strahlungs- und Reflexionswirkung erzielen.

Nach Werner Güntners Angaben befinden sich von derzeit sieben Milliarden Menschen knapp 95 Prozent zwischen der ersten bis zur vierten Stufe, wobei die dritte Stufe mit knapp zwei Drittel Anteil der ganzen Menschheit, d.h. knapp fünf Milliarden, absolut vorherrschend ist. Nur knapp 550 Millionen Menschen befinden sich in der vierten Bewusstseinsebene. 3,5 Prozent der Erdbevölkerung, das heißt 250 Millionen Individuen, haben die fünfte Bewusstseinsstufe erreicht, 1,8 Prozent der Erdbevölkerung, das heißt 126 Millionen, füllen die sechste Ebene aus. Wenn sich auch nur eine Promille der Erdbevölkerung in der siebenten Ebene befindet, sind das immerhin schon weit mehr als eine halbe Million menschlicher Individuen.

Das patriarchale und das matriarchale Bewusstsein

Erich Neumann spricht mit Blick auf die weibliche Psyche von drei verschiedenen Entwicklungsstufen, dem Patriarchat, dem Matriarchat und der urobischen Schicht. Diese drei Stufen sind sowohl in der

individuellen Seelenbiographie der Frau als auch im kollektiven Empfinden der mythischen Welt nachzuweisen. Die oberflächlichste und
späteste Schicht in der weiblichen Psyche entstammt dem Patriarchat.
In ihr drückt sich die Welt des männlichen Bewusstseins und des
männlichen Geistes im Beherrscht-Werden des Weiblichen durch das
Patriarchat aus. Das patriarchale Bewusstsein ist aber auch ein über-
aus erfolgreiches Anpassungs- und Verarbeitungssystem, deren Vor-
teile in seiner dauernden Reaktionsbereitschaft, in der außerordentli-
chen Schnelligkeit seiner Reaktion und seiner Anpassung und seinem
willentlichen Tun liegt.

Hinter oder unter dieser Patriarchalwelt befindet sich das Weibliche in seiner urtümlichen Art und Weise. Hier herrscht das Gefühls-
mäßig-Emotionale vor, das Lassende, das Dämonische, das Erotische,
das Empfangende, das aus dem Unbewussten Erscheinende, das
Musikalisch-Wortlose und das Rhythmische. Musik und Tanz spielen
gerade in ihrer rhythmischen Akzentuierung eine bedeutsame Rolle
für die Einstellung und Herstellung des matriarchalen Bewusstseins.
Diese verborgene Innenwelt ist die schöpferische Geistwelt weiblichen Lebens, und wenn es gelingt, diese matriarchale seelische Stufe
dem Leben des Weiblichen anzugliedern, kommt es zu einem entscheidenden Bewusstwerdungsprozess.

Dieser zeigt sich im Auftauchen des ursprünglichen Geistes im
Menschen, im Eindringen und Einfallen in sein Bewusstsein als In-
tuition oder Inspiration und als numinose Botschaft der Mächte oder
Götter »von außen« an das Ich. Das passiv abwartende Empfangen
dieser Botschaften und die Bereitschaft, den auftauchenden Inhalt des
Unbewussten anzunehmen, ist in der Nachtzeit mit der Belebung des
Unbewussten und mit der zu ihr gehörenden Ausrichtung nach innen
am intensivsten. Dabei ist die Mondperiodik mit ihrem nächtlichen
Hintergrund das Symbol eines Geistes, der im Zusammenhang mit
den dunklen Prozessen des Unbewussten wächst und sich wandelt.

Die Aufgabe auf der matriarchalen Stufe ist es, günstige und un-
günstige Mondzeiten abzuwarten und abzupassen, sich mit dem
wechselnden Mond in Übereinstimmung zu bringen und mit der von
ihm ausgehenden Schwingung eine Konsonanz, eine Einstimmigkeit

herzustellen. »Für dieses Bewusstsein muss die Zeit reifen, mit ihr reift, wie die Saat, die Erkenntnis.«[54] »Ebenso ist in den weiblichen Urmysterien des Kochens, Backens, Gärens und Brennens das Reifwerden, Garwerden und Verwandelt-Werden immer an einen abzuwartenden Zeitablauf gebunden. Das Ich des matriarchalen Bewusstseins ist gewohnt, stillzuhalten, bis die Zeit günstig, der Ablauf vollendet, die Frucht des Mondbaumes reif geworden ist als Vollmond, das heißt, bis die Erkenntnis aus dem Unbewussten geboren wird. Denn immer ist der Mond nicht nur Herr des Wachstums, sondern auch dieses Wachstum als Mond- und Lebensbaum selber: ›Frucht aus sich selbst erzeugt‹«.

Die Prozesse des matriarchalen Bewusstseins unterscheiden sich sehr von denen des patriarchalen Bewusstseins. Während das rationale Verstehen auf der Kopfebene des Intellekts und das sogenannte Sonnen- und Tagesbewusstsein für die patriarchale Bewusstseinsebene entscheidend sind, muss dem matriarchalen Bewusstsein etwas in Form einer nicht bewusst erlebten Befruchtung in der Dunkelheit »eingehen«, schließlich als Saat »aufgehen«, um als Frucht »ausgetragen« zu werden.

Wenn etwas in Stille, Verborgenheit und Dunkelheit einmal eingegangen und gar aufgegangen ist, dann beansprucht dieses »Etwas« die ganze Psyche, die nun von der gewachsenen Erkenntnis durchdrungen wird. Lassen, Nicht-Eingreifen und Nicht-Aktiv-Sein sind Haltungen, die die Frau in vielen Phasen ihres Lebens bereits kennt. Sie erlebt diese Grundhaltungen nicht nur in der Rhythmik der Menstruation in Anpassung an die Mondphasen, sondern auch in den persönlichen Veränderungen in der Liebe sowie den hormonellen Umstellungen in der Zeit der Schwangerschaft, Geburt und Stillzeit. Erich Neumann spricht von einem beobachtenden Bewusstsein und einer von Aufmerksamkeit begleiteten totalen Wahrnehmung, an der die gesamte Psyche der Frau beteiligt ist, das heißt, der Inhalt wird von der Frau emotional empfangen und durchdrungen und sinnlich erfasst.

Dieses sinnliche Erfassen erlebt die Frau in sich selbst, sie braucht keine Beweise, keine wissenschaftlichen Analysen und keine Begründungen. Es tritt eine totale Ergriffenheit und eine Persönlichkeitsveränderung am ganzen Körper ein, von deren Inhalt die ganze Frau ergriffen und bewegt wird. Sie macht einen am ganzen Leib wahrgenommenen individuellen Erfahrungsprozess, der so überwältigend ist, dass es schwer ist, ihn in sachliche Worte zu fassen. Er kann auch nur von jenen Frauen erfasst werden, die vergleichbare Wege gegangen sind und diese Wandlungen erfahren haben. In diesem Erfahrungsprozess hat sie Lebenserkenntnisse ganz persönlicher Art, sie erfährt seelische Auseinandersetzungen und Konflikte, die Gegenstand der Mysterien und der Religion waren und in den Bereich der Weisheit des Lebens und der Wahrsagung über Leben, Tod und Neu-geboren-Werden gehören. Das I Ging und die Lehren Laozis sind Ausdruck dieses verborgenen Wissens aus den Tiefen des Unbewussten. Die Hexen der früheren Zeit waren auf ihre Art und Weise mit der schöpferischen Kraft und dem Unbewussten verbunden.

Für die heutige oft selbstentfremdete Frau wäre es für die Zukunft eine gewaltige Chance, mit der Überwindung des patriarchalen Bewusstseins das matriarchale Bewusstsein wieder zu beleben und zu integrieren, um einseitiges Wissen zu erweitern und zur Neuerkenntnis im »Sowohl-als-Auch« zu kommen und so zu einer Ganzheit vorzudringen, die sowohl das Männliche als auch das Weibliche umfasst. Dieser Weg ist jedoch ein Weg der Selbstfindung und der Individuation, ein Weg, wo konventionelle Scheinformen der Persönlichkeit aufgegeben werden und das Einmalige und Einzigartige der Frau zur Wirkung kommt. Die Frau kommt in die Lage, den eigenen Weg ihrer Heilung finden zu müssen, ohne dass ihr die kollektiven Instanzen dabei noch hilfreich sein können. Ein Treue-Bruch überlieferter kollektiver Werte kann zu einem Symbol ihres Befreiungsweges werden. Dafür entsteht echte Treue im Sinne der eigenen notwendigen Entwicklung. Der Weg der Individuation findet sein Ende in der Vereinigung der Gegensätze, in der inneren Ehe von »männlichen« und »weiblichen« Aspekten in der Frau, die durch das Bild von Yin und Yang, die in einem Kreis enthalten sind, symbolisiert werden. Es ist der Weg zur Ganzheit, der sich in der Fähigkeit zeigt, sowohl aktiv als auch rezeptiv, sowohl autonom als auch intim sein zu können.

Heilungswege

Energie aufbauen und stärken

Um Heilungswege zu gehen und zu mehr persönlicher Wahrhaftigkeit und Natürlichkeit zu gelangen, braucht die Frau genügend Substanz und Energie. Energie braucht sie, um Kraft und Mut zu haben, sich aus bestehenden patriarchalen Lebensordnungen und ihren selbstzerstörerischen Tendenzen zu lösen, eigene Entscheidungen zu treffen und diese in die Tat umzusetzen. Energieaufbau betrifft die unteren drei Ebenen des Körpers: die körperliche, die energetische und die mentale Ebene.

Auf der *körperlichen Ebene* bedeutet es, sich selbst zu disziplinieren und den Körper naturgerecht zu nähren, das heißt, sich ausgewogen und regelmäßig mit naturbelassener Kost jahreszeitengerecht zu ernähren, Fleisch aus biologischer Aufzucht, frischen Fisch aus kontrollierten Gewässern, vollwertiges Getreide und frisches Gemüse, Nahrungsmittel mit hochwertigen mehrfach ungesättigten Fettsäuren sowie natürlichen Vitaminen und Mineralien zu essen; auf jeden Fall chemische Zusätze wie Geschmacksverstärker, Konservierungsstoffe und Farbstoffe zu meiden, wenig säurehaltige Nahrungsmittel, wenig anregende Erzeugnisse wie Kaffee und Schokolade zu konsumieren sowie Milchprodukte und Weizenprodukte einzuschränken.

Um den physischen Körper und die erste Ebene in einem guten Zustand zu halten, sind neben hochwertiger Ernährung auch ein Ausgleich von Anspannung und Entspannung zu schaffen. Dazu sollte sich die Frau regelmäßig bewegen und ausgleichende Übungen machen. Sehr wichtig für die Frau sind ausreichend Schlaf und die Fähigkeit, sich entsprechend ihrer Befindlichkeit zu entspannen sowie bei reiner und frischer Luft in der Natur bewusst spazieren zu gehen. Auch jedem Tun die nötige Zeit und die Aufmerksamkeit zu schenken, trägt wesentlich dazu bei, einen gesunden und energiegeladenen Zustand zu halten. In diesen Zeithaushalt gehören Posten für Alleinsein, für den Partner, für die Kinder, für die Familie, für Freunde, für die Arbeit und das soziale Leben. Das Wichtigste auf der körperlichen Ebene ist, Freude an einem energiegeladenen gesunden Körper und all den wunderbaren körperlichen Empfindungen zu haben, die dazugehören.

Auf der *energetischen Ebene* sind es gezielte energieaufbauende und zentrierende Übungen und Methoden aus den asiatischen Bewegungssystemen wie zum Beispiel Taiji oder Qigong, durch die wir, unterstützt durch die Vorstellungskraft und bestimmten Atemtechniken, lernen, Energien aufzunehmen beziehungsweise die Energie zu heben. Sie sind gute Methoden zur Körper-Geist-Schulung und schaffen in Verbindung mit der Meditation auch einen Zugang zu den höheren Ebenen.

Mit den Kräften hauszuhalten, bedeutet auf dieser Ebene, sich in der Zeit der Aufarbeitung und Neuordnung nicht unkontrolliert Gefühlen und Energien zu überlassen und ihnen zum Opfer zu fallen und so wieder traumatisiert zu werden, sondern eher die Position des Beobachters einzunehmen. Hilfreich sind das Erlernen und Anwenden von Methoden und Techniken zum Entkoppeln gebundener Gefühle sowie die achtsame und aufmerksame Begleitung eines Lehrers oder Therapeuten, um sich nicht in den Gefühlen zu verlieren und darin steckenzubleiben. Die Absicht auf dieser Ebene besteht darin, den Fluss der Lebensenergie zu unterstützen, um energetische Lebendigkeit in sich selbst zu spüren.

Auf der *mentalen Ebene* bedeutet, mit seine Kräften hauszuhalten, sich der eigenen energieraubenden, selbstzerstörerischen Gedanken bewusst zu werden, das heißt, die Wahrnehmung dahingehend zu verfeinern, die eigenen Gedanken kritisch zu hinterfragen und von lebenslangen geistigen Gewohnheiten zu befreien. Gedankenkontrolle bedeutet auch, unterscheiden zu können, welche Gedanken in welchen energetischen Feldern uns negativ beeinflussen und von unserem eigentlichen Sein ablenken wollen. Das Ziel auf der mentalen Ebene ist ein gut funktionierender, beweglicher Intellekt und ein klares Denken.

Auf der *intuitiven Ebene* bedeutet Energieaufbau, sich aus energiezehrenden Glaubenssätzen sowie daraus entstandenen Denk- und

Verhaltensmustern der Familie und der Partnerschaften zu lösen. Es kann auch bedeuten, sich aus den ethischen und moralischen Wertvorstellungen der Gesellschaft und der Religion zu befreien und nicht zum »Opfer« des Umfeldes zu werden, sondern sich ein wahrhaftiges eigenes System von Werten und Strukturen zu schaffen, um auf der göttlichen Ebene das eigene und das höhere Selbst bedingungslos und wahrhaftig anzunehmen und zu leben. Energie aufbauen bedeutet auch, sich mit Menschen zu umgeben, die Energien geben können und deren Dasein uns bereichern und auftanken lassen. Energien geben können bestimmte Tiere, Pflanzen und Mineralien, mit denen wir in Resonanz gehen, sowie Orte und Landschaften in der Natur, in denen wir uns wieder aufladen können. Das Bedürfnis auf der vierten Ebene ist es, in vielfältigen Beziehungsformen andere zu lieben und selbst geliebt zu werden.

Die *göttliche Ebene* ist die Verbindung zum göttlichen Geist. Es ist das Verstehen großer universaler Zusammenhänge und Lebensmuster auf der Erde.

Bewusstwerden

Auf die Signale des Körpers zu hören und ihn durch Wahrnehmungen und Empfindungen sprechen zu lassen, ist ein grundlegender Schritt der Bewusstwerdung. Dazu gehört, in verschiedenen Situationen und Bedingungen des Alltags und in menschlichen Begegnungen die unterschiedlichsten körperlichen Empfindungen wahrzunehmen, sowohl die Dinge, mit denen der Körper in positive Resonanz geht, als auch die Dinge, mit denen er in negativer Resonanz ist; dabei auf die Atmung zu achten, den Puls zu fühlen, innere energetische Bewegungen zu spüren, unterschiedliche Kälte- und Wärmegefühle wahrzunehmen, Empfindungen in bestimmten Körperorganen oder Körperregionen zu erkennen, Reaktionen des Körpers auf bestimmte innere (etwa Gefühle, Gedanken) und äußere Einflüsse, (etwa bestimmtes Essen oder Bewegung) zu beobachten. Das bedeutet, das körperliche

Gespür, die Wahrnehmung und die Bewusstheit für innere Prozesse zu verfeinern.

Mein körperliches Spüren verfeinerte ich persönlich durch meine sportlichen Erfahrungen über zwanzig Jahre. Über die sportliche Bewegung lernte ich mich und meinen Körper kennen. So waren es anfangs gymnastische und rhythmische Übungen aus Aerobic, Step und Jazztanz kombiniert mit Funktionsübungen zur Kräftigung und Dehnung der Muskulatur und aerobem Laufen, später dann Übungen aus Aquagymnastik, Rückenschule und Wirbelsäulengymnastik in Verbindung mit Wahrnehmungs- und Atemübungen und schließlich Qigong-Übungen und Meditationen; Bewegungen, die schrittweise meine Sensibilität verfeinerten und mein Körperbewusstsein nährten.

Auf dem Weg zu mehr Bewusstheit begegnen wir auch den eigenen Gefühlen intensiver. Unsere Emotionen sind ein wesentliches Element unserer inneren Stimme. Sie zu spüren und zu leben, ist ein großes Geschenk der inneren Lebendigkeit. Wenn wir während einer Phase der Veränderung unsere Gefühle nicht regelmäßig spüren können, lagert im Körper oft ein Bodensatz an weggepackten Emotionen. Es kostet viel Energie, diese natürlichen Gefühle zurückzuhalten und zu unterdrücken.

Das Unterdrücken von Gefühlen ist jedoch ein Verhaltensmuster, das Frauen von Generation zu Generation weitergegeben wird. Viele Frauen haben einen natürlichen Zorn, den sie seit Jahrzehnten unter Kontrolle halten. Sie halten Meere von Tränen zurück, die noch geweint werden müssen. Etwas zu verzeihen, auch wenn es der schwerste Schritt ist, kann den Körper heilen. Es kostet nämlich sehr viel Energie, jemanden aus seinem Herzen auszuschließen, Groll gegen jemanden zu hegen oder ständigen Hass oder Ablehnung aufrechtzuerhalten.

Um verzeihen zu können, müssen die schmerzhaften Erfahrungen, die damit im Zusammenhang stehen, aufgearbeitet werden. Es ist notwendig, sich den aufgestauten Gefühlen vorsichtig zu nähern, um sie behutsam abfließen zu lassen, ohne dabei in die inneren Bilder der alten Verletzungen einzusteigen und sich darin zu verlieren. Nur dann kann eine wahre Vergebung im tiefsten Inneren stattfinden. Eine gute und sichtbare Hilfe für die Aufarbeitung von Gefühlen können bildliche Darstellungen sein.

Für meinen persönlichen Heilungsprozess bin ich dankbar, in den feinen energetischen Bewegungen des Qigong eine Möglichkeit gefunden zu haben, energetische Wahrnehmungen in mir und in Verbindung mit der Natur zu spüren, die Energie gezielt im Körper zu lenken oder zu zentrieren, um damit meine Lebensenergie zu nähren und energetische und emotionale Ungleichgewichte auszugleichen. Das hilft mir persönlich, intensive Gefühle auszubalancieren, um mich nicht in ihrer Intensität zu verlieren. Bei hochkommenden starken Gefühlen aus vergangenen kollektiven Verletzungen und Grenzüberschreitungen versuche ich zudem, die Übungen des Qigong mit Mentaltechniken zu kombinieren, um mich nicht in den intensiven Gefühlen aus der Vergangenheit zu verlieren. Das gelingt mir bei manch heftiger Gefühlsintensität nicht immer.

Mit den Gefühlen werden auch gedankliche Muster und tief verankerte Glaubenssätze sichtbar. Sich selbst in kritischen Lebenslagen zu hinterfragen, was wir bisher als gegeben betrachtet haben, befreit uns von lebenslangen geistigen Gewohnheiten. Zu erkennen, warum wir immer die gleichen Situationen im Außen anziehen oder das gleiche Partnerschema wählen, kann ein Hinweis darauf sein, mit welchen ethischen und moralischen Gedankenstrukturen und Glaubenssätzen wir persönlich verhaftet sind. Aber nicht nur persönlich erworbene Einstellungen beeinflussen unser Mentalfeld, sondern auch mentale Anteile, die uns in der Vergangenheit unbewusst übergestülpt wurden, zum Beispiel von Mutter und Vater. Hier sind bewusstes Hinschauen und ein Reinigen des mentalen Feldes notwendig.

Ich habe im Rahmen der systemischen Familienaufstellungen und mit Hilfe der Mentalfeldtechniken von Dr. Dietrich Klinghardt über viele Jahre fleißig und diszipliniert an meinen mentalen Fremdeinflüssen gearbeitet. Auch heute noch beobachte ich jeden Tag bewusst meine Gedanken, besonders dann, wenn ich im Kontakt mit anderen Menschen bin und kollektives Verhalten wahrnehme. Sind es Gedanken, die mich zu etwas nötigen oder mich abwerten oder etwas in dieser Art, spreche ich innerlich mit diesen Gedanken, programmiere mich in freimachender und offener Art und Weise neu und wende Klopftechniken auf Akupunkturlinien an. Meine Glaubenssätze variieren entsprechend den Themen, mit denen ich in negative Resonanz gehe, aber stets in der Absicht, nicht zum Opfer meiner Gedanken zu werden.

Das alles sind Prozesse, den eigenen Ich-Panzer, der aus subjektiver Körperlichkeit im Zusammenhang mit Gefühlen und Gedanken besteht, abzulegen. Den Ich-Panzer abzulegen und größere seelische Verletzlichkeit zuzulassen und zu fühlen, ist in sich ein Prozess des Bewusstwerdens. »Die Bewusstheit erlaubt uns zu sehen, wie sich unsere inneren Triebfedern bewegen, die uns vorhersehbar und von der Routine beherrscht machen. Die Bewusstheit erlaubt uns, Methoden zu entwickeln, um diese innere Maschinerie anzuhalten.«[55] Dazu gehören viel Mut, Kraft und eine scharfe Wahrnehmungsfähigkeit, um hinzuschauen und ehrlich mit sich selbst zu sein.

Nach Agustin, einem Schamanen aus Mexiko, braucht es drei Requisiten, um sich der Bewusstheit zu nähern: Disziplin, Bewusstheit und Wagemut. Die Bewusstheit bedeutet, nicht zu kritisieren, sie bedeutet vielmehr: zu verstehen, zu beobachten und unparteiisch und sorglos zu analysieren. Es kann nicht das Leitbild der Frau sein, immer das zu tun, was andere von ihr erwarten, immer lieb und nett zu sein, keine tieferen Emotionen zu zeigen, die Schwächen der Männer auszugleichen und die bestehende patriarchale Härte und Stärke zu unterstützen.

Selbstwerden der Frau bedeutet, die über viele Jahrhunderte geprägten männlichen Lebensmuster und eingefahrenen Verhaltensweisen, mit denen sich die Frauen in den patriarchalen Gesellschaften und der Institution der christlichen Kirche still identifiziert haben, zu erkennen und aufzulösen. Viele dieser männlichen Lebensmuster sind tief in der Frau verankert und zu Automatismen geworden, so dass manche Frau keinen Anspruch auf eine eigene Identität zulässt und gar nicht danach suchen würde oder sich mit ein bisschen Identität zufrieden gibt. Schnell rutscht sie dann in die alten weiblichen Klischeebilder hinein, schiebt die häuslichen Pflichten, die Kinder und die Familie vor und verzichtet auf das Selbstwerden und einen schöpferischen Lebenswandel.

Manchmal bewegt es mich sehr, warum ich die Frau mit sinnlichen, weiblichen Qigong-Übungen, mit tieferen Atemübungen oder ruhigmeditativen Übungen zur Wahrnehmungsschulung in der Natur so schwer erreiche. Es sind sensibilisierende und entspannende Übungen, die der Frau den Zugang zu sich selbst ermöglichen. Und auch wenn es der Frau gut tut, wollen es viele Frauen nicht. Sie bleiben in ihrem Vertrauten und Altbewährten und gehen den Angeboten nach, die die Mehrheit aller Frauen nutzen.

Oder haben die Frauen Angst vor ihrem Wesen, das so schwer berechenbar ist, weil in ihm die göttliche Urkraft in größerer Freiheit fließt als im Mann? Der Mann war im Laufe der Zeiten sehr erfindungsreich. Er hat sich Schleier, Keuschheitsgürtel und noch vieles mehr für die Frau ausgedacht, um sich vor der Frau zu schützen. Es gibt also noch viele Arten subtiler Scheiterhaufen in den Köpfen der Frauen und Männer, die es gilt, bewusstzumachen.

Bewusstwerden drängt aber auch zu verändertem Verhalten und entsprechenden Taten. Die Frau gibt bei dieser Identitätssuche etwas Vertrautes und Sicherheitsgebendes auf, löst sich aus der bestehenden Lebensordnung und begibt sich auf unbekanntes Neuland mit viel Orientierungslosigkeit, Zweifel, Traurigkeit und seelischem Schmerz. Dieser Befreiungskampf der Frau bedeutet aus gesellschaftlicher Sicht nicht, für gleiche männliche Rechte und Pflichten zu kämpfen und nach alten männlichen Spielregeln zu spielen, um vergleichbare männliche Stärke und Macht zu erreichen und sich dem männlichen Bewusstsein anzugleichen, sondern eine wahrhaftige, eigene weibliche Identitätssuche anzustreben.

Denn das emanzipatorische Streben der Frau birgt die Gefahr, sich auf dem Weg der Identitätssuche jenen männlichen Vorbildern anzugleichen, die man doch eigentlich ablegen will. Eine wirkliche, echte Befreiung der Frau erfordert von ihr, sich von ihrer inneren wahrhaftigen Stimme und ihrer tiefen Sehnsucht leiten zu lassen, um nach dem ursprünglichen Weiblichen in den eigenen Tiefen zu suchen. Es erfordert viel Mut, innerlich aufzustehen und den Widerständen gegen das eigene Aufgerichtetsein standzuhalten. Nur wenige Frauen wagen diese Schritte: »Das Segeln in der Bewusstheit zu lernen und den Beschränkungen der Gesellschaft zu entsagen, ist eine Verrücktheit, und nur wenige Kluge wagen es auch. In der Bewusstheit zu segeln ist die schönste und einsamste Reise, die es gibt, nur vergleichbar mit der Erleuchtung und der Fülle.«[56]

Diese persönliche Reise, die bis zum inneren Leuchten führen kann, durchdringt die körperliche, die emotionale und die mentale Ebene, führt zu einem stärkeren Selbstbewusstsein sowie zu einem verfeinerten Erfassen der eigenen Wirklichkeit und wird von einer erhöhten Sensibilität und Wahrnehmungsfähigkeit im Innen und Außen begleitet. Mit dieser hart erarbeiteten Fähigkeit ist es möglich, eigene Gefühle und Gedanken von den Gedanken und Gefühlen anderer Menschen zu unterscheiden, sich gegebenenfalls abzugrenzen, um sich nicht zu verlieren, sich bei Grenzüberschreitungen zu verteidigen, ohne Angst vor Verlust der Nähe zu anderen Menschen zu haben und damit dem eigenen Selbst treu zu bleiben.

Selbstwahrnehmend kann in der Projektion auf andere Menschen erkannt werden, welche Täuschungen über die eigene innere Wirklichkeit vorliegen. Sich auch seinen ungeliebten persönlichen Seiten zuzuwenden, sich einzugestehen, dass ich nicht die bin, die ich sein möchte, sondern auch Fehler mache, ist dabei eine sehr große Hürde, die gemeistert werden muss. Je mehr ich diese Schattenseiten jedoch in mir selbst annehme, um so weniger stelle ich dafür andere Menschen in meinen Schatten und umso mehr Nähe und Offenheit kann sich mir und anderen gegenüber zeigen. Sich selbst bedingungslos anzunehmen und zu lieben, ist so Voraussetzung, um andere Menschen zu lieben und sie nicht für eigene Wünsche und Befriedigungsstrategien zu benutzen.

Auch für die Männer könnte das Selbstwerden der Frau eine Riesenchance für die eigene wahrhaftige Identitätsfindung sein. Dabei reicht es nicht aus, wenn die Frau nur Erklärungen abgibt: »Es ist ein Geheimnis, wie Frauen diese Vermittlung zustandebringen. Erklärungsversuche bewirken nichts, bestenfalls erheitern sie, schlimmstenfalls macht die Frau sich lächerlich. Die Hürde, das Unsagbare zu formulieren, kann sie nicht überspringen. Doch die Natur hat ihre eigenen Wege, Samen wachsen im Dunkeln, und Ideen keimen im Schweigen.«[57]

Dabei ist die Qualität ihres eigenen männlichen Bewusstseins von großer Bedeutung, damit eine Frau weiß, was sie tut, und weiß, was sie aus der Tiefe des Unbewussten heraufbringen kann, um ihr instinktives Wissen gut dosiert an den Mann zu bringen. Nicht viele Frauen finden dafür das richtige Maß, um eine Brücke zum geheimnisvollen Unbewussten zu bauen und es den Männern zu vermitteln. Das Ziel dieser Absicht ist es, dass Männer ihre eigenen unbewussten weiblichen Seiten wiedererkennen, akzeptieren und integrieren können, so dass zukünftig keine Abwertung des Weiblichen in der Frau und im Mann entstehen bräuchte. Das bedeutet, zu einem ganzheitlichen unabhängigen Menschen zu werden und die eigene Identität zu leben.

Neumann schreibt in seinem Aufsatz »Über den Mond und das matriarchale Bewusstsein«: »Der ganze Mensch wird von dem Inhalt ergriffen und bewegt, während beim patriarchalen Bewusstsein oft genug nur ein intellektuell ›verstandener‹ Inhalt nur in eine der Schubläden des Kopfsystems eingeordnet wird. Wie es für ein patriarchales Bewusstsein schwer ist, zu realisieren und nicht nur ›großartig zu verstehen‹, so ist es für ein matriarchales Bewusstsein schwer zu verstehen, wenn es nicht realisieren kann. Realisieren aber heißt hier ›austragen‹ und sich auf den Inhalt in der Art des Wechselverhältnisses beziehen, in dem Mutter und Embryo in der Schwangerschaft sich gegenseitig verändern. Dass das Ich des matriarchalen Bewusstseins, verglichen mit dem des patriarchalen, passiver ist, liegt nicht an seiner Unfähigkeit zur Aktivität, sondern daran, dass es sich einem Prozess ausgeliefert weiß, in dem es nicht ›tun‹ kann, sondern ›lassen‹ muss.«[58] Neumann weist nachdrücklich darauf hin, dass die Möglichkeit für beide Bewusstseinsweisen latent in jedem Individuum vorhanden ist. Und dennoch gehen Frauen einen anderen, nämlich ihren eigenen Weg, um ihrer Ganzheit zu begegnen und ganzheitliches Bewusstwerden zu erleben. Und vielleicht muss die Frau auf dem Weg der Selbstwerdung auch die Kraft und Stärke über das patriarchale Bewusstsein erfahren, um mit ihm als Lotsen die verborgenen inneren Seelenbildern heraufzuholen und bewusst zu leben.

Ich selbst beobachte mich immer wieder und stelle fest, wie tief das männliche Bewusstsein in mir verankert ist und meine Gedanken mich entsprechend leiten und beeinflussen. Ich selbst habe mich durch das männliche Bewusstsein zu aktivem Tun und Leistung führen lassen und erfahre jetzt in zarten Versuchen, was es bedeutet, sich dem weiblichen Bewusstsein zu nähern und sich durch »Lassen« und durch Intuition meiner inneren Führung hinzugeben. Zur Zeit fühlt es sich für mich wie eine Teststrecke an, um zu prüfen, ob ich dieser großen Herausforderung gewachsen bin.

Ohne Reinigungsarbeit, ohne Bewusstwerdungsübungen, wie Meditation, Energiearbeit oder Atemübungen und dergleichen und ohne tiefe seelische Aufarbeitungsarbeit halte ich die Integration des Weiblichen allerdings für unmöglich. Um auf die inneren Bilder zu schauen und das zu tun, was die inneren Bilder in ihrer konkreten Sprache zu tun als notwendig anzeigen, bedeutet, Gerümpel wegzuräumen, um Schrittchen für Schrittchen rückwärts vorwärts zu gehen. Rückwärts gehen heißt wörtlich, ich muss ins Vergangene zurückgehen, in das, woher mein Leben kommt, um mein Lebenshaus kennenzulernen. Das erfordert meistens alle Kräfte und keine künstlichen Übungen.

Reinigen und Entgiften

Um das Bewusstsein nachhaltig zu erweitern, sehe ich neben der Meditations- und seelischen Aufarbeitungsarbeit auch in der Reinigung und Entgiftung einen großen Schwerpunkt auf dem Weg zur Selbstwerdung. Eine im Alltag regelmäßig durchgeführte Reinigungsübung oder eine begleitende Entgiftungskur ist ein erster Anfang, eine regelmäßige Fastenzeit ist zudem eine große Chance, sie als regelmäßiges und lebendiges Reinigungsritual in das Jahr zu integrieren. Rituale sind wiederkehrende Handlungen und Wegbegleiter, die helfen können, die seelische Welt anzuschauen, ihr zu vertrauen und sich ihr anzuvertrauen. Rituale sind als Anhaltspunkte, als halt- und strukturgebendes Geländer für die Praxis der Blickwende nach innen zu verstehen. Und sie bauen eine Brücke zwischen dem bewussten Leben draußen und der unbewussten seelischen Welt drinnen.

Der entscheidende Punkt dabei ist die Bewusstheit. Die Bewusstheit fällt die Entscheidungen und stellt die Weichen. Ein Bewusstseinsschritt ist die entscheidende Voraussetzung für einen dauerhaften Erfolg. Eigenverantwortung und Ehrlichkeit werden dann zur Selbstverständlichkeit und die morgendliche Dusche zu einem heiligen Reinigungsritual, die Tasse Tee zur Tee-Zeremonie und die Fastenkur zu einer vollendeten Meditation, einem rituellen Tanz um die eigene Mitte.

Andererseits fördert jede Reinigungs- und Entgiftungsmaßnahme selbst ein Bewusstwerden. Sie reinigt uns zunächst körperlich und macht uns mit jeder Reinigung, wie nur wenig anderes, sensibel und empfänglich für Hinweise aus unserem Inneren und bewirkt, wenn es durch meditative und seelische Aufarbeitung unterstützt wird, dass körperliche Symptome von einer anderen Ebene betrachtet und durch einen Bewusstseinsschritt erlöst werden können. »Im Hinterfragen und schließlich Verstehen des Symbols Krankheit liegt ja die Chance, wieder zurückzufinden auf den Weg zur Heilung – zum Heil. Auseinandersetzung mit dem Zeichen Krankheit setzt voraus, dass man es erst einmal als solches annimmt, die Verantwortung übernimmt, und sich die unpopuläre Frage stellt: Warum passiert gerade mir gerade das, gerade jetzt?«[59] Was kann ich aus dieser Herausforderung oder dieser Begebenheit lernen?

Eine ausführliche Auseinandersetzung mit diesem Thema findet sich in Dethlefsen/Dahlke: »Krankheit als Weg« C. Bertelsmann 1983. Mit der begleitenden Unterstützung von Meditationen, seelischer Aufarbeitung, Atemübungen, sanften Bewegungen und dergleichen könnten die Weichen der Heilung auf übergeordneter Ebene im Organismus gestellt werden, damit sich die Frau selbst helfen kann und sich körperliche Erfolge von Dauer einstellen.

Reinigung der Ebenen

Auf *körperlicher Ebene* bedeutet eine Reinigung und Entgiftung, sich von eingelagerten Giften, Umweltgiften, Schwermetallen, Schlacken und Ablagerungen, abgestorbenen Zellen und Medikamentenrückständen, Elektrosmog und versprühten Chemtrails zu befreien, das Grundsystem und die Blutgefäße zu entschlacken, die Leitfähigkeit der Nerven und des Gewebes zu verbessern. Schwermetalle beispielsweise verändern die Persönlichkeit des Menschen schleichend, insbesondere die Emotionen, das Denken und das Verhalten. Sie machen die Menschen depressiv, aggressiv, gehemmt, gierig oder überdreht, hysterisch oder egoistisch, was sich dann in typischen Krankheitsbildern ausdrückt: Hyperaktivität, Rhett-Syndrom, Asperger-Syndrom, Autismus, hohes Aggressionspotential, Depression, Psychosen und dergleichen mehr. Unabsehbare Folgen haben neue chemische Verbindungen in unseren industriellen Nahrungsmitteln und allopathischen Medikamenten, Verbindungen, die in der Natur nicht vorkommen und vermehrt genetische Neukodierungen von Erbmaterial enthalten.

Welche nachhaltigen Folgen eine dauerhafte Vergiftung des Bodens, der Pflanzen, der Gewässer, des Trinkwassers und der Luft hat, erkennen wir heute schon deutlich an neuen, nicht greifbaren atypischen Krankheitsbildern. Welches Desaster die dauerhafte Bestrahlung durch Elektrosmog und die Besprühung mit Chemtrails haben wird, wird uns die Zukunft erst noch zeigen. Allein durch diese nicht mehr beeinflussbaren Formen der menschlichen Manipulation braucht der

Körper ein intaktes Entgiftungssystem, um sich als selbstregulierendes System von diesen toxischen Stoffen zu befreien. Eine zusätzliche Entgiftungs- oder Fastenkur ist dann die Chance, die schon eingelagerten toxischen Stoffe und Biotoxine aus vergangener Zeit loszulassen.

Eine gute Ergänzung zu einer Entgiftungs- oder Fastenkur ist ein regelmäßiges Vollbad oder ein Fußbad in Meersalz oder Basenpulver, Einläufe oder Leberspülungen. Mit jeder Reinigungsmaßnahme kommt die Frau ihrer Reinheit näher und gewinnt Klarheit über sich. Auf diesem Weg reinigt ihr Körper zunächst das Bindegewebe, das eine wichtige Rolle als interzelluläres Bindeglied und Netzwerk zwischen den Blutbahnen und den Zellen spielt. Viele Toxine landen bereits in Geweben, etwa den Blut- und Lymphgefäßen sowie in Organen, zum Beispiel den lebenswichtigen Ausscheidungsorganen Leber und Nieren sowie im intrazellulären Innenraum, unter anderem der Fettzelle und der Nervenzelle. Die Reinigung kann bis auf die Ebene des Zellkerns und dort speziell in die DNA vordringen, um tief im genetischen Code verankerte Informationen und Verletzungen jeglicher Art aus dem Unterbewusstsein der Seelengeschichte zu reinigen. In der DNA sitzt das unbegrenzte Potential des Menschen mit all seiner biologischen, emotionalen, mentalen, spirituellen und medialen Entwicklung sowie seiner Fähigkeit zu schöpferischem Tun und seinem persönlichen Diensten an der Menschheit oder dem Planeten.

All dies sind Möglichkeiten, körperlich sensibler und wahrnehmender für die eigenen Prozesse zu werden und die noch in uns aufbewahrten Sinneseindrücke aufzuarbeiten. Hierzu bedarf es der Ruhe des Körpers und der Zurückgezogenheit, um von einem logisch-abstrakten und zweckzielenden Denken zu einer hingebungsvollen Existenzform gelöster Selbstüberwindung zu gelangen. Wir müssen die hinderlichen Vorstellungen und Bilder ruhevoll davongleiten lassen und uns leer machen, um uns vom Unwesentlichen und Lärmenden zu befreien und innere Leere entstehen zu lassen. »Die Leere ist ein energetischer Raum, in dem ich ein neues Leben ansiedeln könnte. Meine Wahl ist es, mich zu leeren, um mich aufs Neue zu füllen. Meine Leere erlaubt es mir, mich mit dem zu füllen, was ich will, und mich in einen Mythos zu verwandeln.«[60] Um das zu erreichen, »erfordert (es) einen wahren Wunsch nach innerer Überwindung und einen Kampf, um ein emotionales und mentales Wohlbefinden zu erreichen.«[61]

Was bedeutet es, sich auf *energetischer Ebene* zu reinigen? Eine energetische Reinigung kann durch Qigong- oder Taiji-Übungen unterstützt werden. Eine dafür sehr geeignete Übungsmethode ist die Übung des Kleines Energiekreislaufs, die zunächst im Fließen des Atems und der Energie das Lenkergefäß der hinteren Körperseite (yang) mit dem Konzeptionsgefäß der vorderen Körperseite (yin) verbindet. Der Einatem fließt dabei hinten herauf, der Ausatem vorne herunter, so dass im Fließen des Atems ein verbundener Atem- oder Energiekreis im Körper entsteht. Dieser kleine Energiekreislauf im Körper kann bei stetigem Üben mit dem großen Energiekreislauf unter Einbeziehung von Himmel und Erde in Verbindung gebracht werden, das heißt, die Energie der Erde steigt als Yin die Rückseite des Körpers hinauf und die Energie des Himmels sinkt als Yang an der Vorderseite des Körpers herunter. Damit wird der Körper zu einem durchlässigen fließenden System zwischen Himmel und Erde. Ein größerer Energiekreislauf schließt sich. Diese Form des verbundenen Atems kann in stiller körperlicher Verbundenheit aber auch in energetisch sehr bewegter Form als aktive Atemtherapie ausgeführt werden. Dabei kann durch mehrmaliges intensives Einatmen mehr Energie aufgebaut werden, die dann genutzt werden kann, um innere Blockaden zu durchatmen und Verborgenes zu befreien.

So kann der Atem als feinstoffliche Energiequalität Ausdruck und Mittel der Verbundenheit im kleinen Energiekreislauf des Körpers als auch im großen Energiekreislauf mit der Natur und ihren lebenden und symbolischen Wesen sein.

Weitere Übungen zur Reinigung sind ausstreichende oder abklopfende Bewegungsformen, eine Schüttelübung, das achtsame Durchtrennen und Lösen von Energienetzen, eine bewusste Ausatemübung unterstützt durch das Tönen von Lauten oder Mantren oder durch das Schreien. Das Räuchern mit Weihrauch, Salbei und Zeder oder Mariengras unterstützt die energetische Reinigung ebenso. Auch Kristalle, wie beispielsweise der Bergkristall, können durch achtsame

Aufmerksamkeit, Energien aus dem Feld aufnehmen. Sie sollten danach allerdings mit Meersalz und Quellwasser oder für ein oder zwei Tage draußen im Sonnenlicht gereinigt werden.

Eine energetische Reinigung bedeutet aber auch, sich energetisch damit auseinanderzusetzen, welcher Teil der Energie, den wir mit uns herumtragen, nicht uns gehört. Das können beispielsweise kollektive Zustände wie Finanzkrisen, Terroranschläge oder Angstsituationen sein, die uns unbewusst durch die Informationsflut »aufgeschwungen« werden und das eigene Energiefeld belasten und beeinflussen. Wenn wir uns ihrer bewusst werden, befreit das unsere Energie von Gedanken und Gefühlen, die nicht zu uns gehören, verbessert es die Qualität von Gefühlen und Gedanken und damit die Qualität des Lebens und spart Energie. Das Reinigen ist dann der nächste Schritt und vielleicht auch die wichtigste Entgiftungsmaßnahme auf dieser Ebene, um inneren Frieden entstehen zu lassen. »Was du an Energie sparen wirst und die mentale Disziplin bringen dich in einen Zustand von liebenswürdiger Gelassenheit und sanfter Sorglosigkeit. Sie versetzen dich in einen Zustand von innerem Frieden, indem du entdeckst, dass du über Kontrolle über deine Gedanken und Gefühle verfügst.«[62]

Obwohl ich mir schon viele Dinge bewiesen habe und auf rationaler Ebene auch zufrieden mit mir sein könnte, begegnet mir in meinem Tun immer wieder mein geringes Selbstwertgefühl und mein mangelndes Selbstvertrauen. Sie wurden zu Triebfedern meiner körperlichen Maschinerie, spornten mich an und trieben mich voran, tiefere Zusammenhänge zu erkennen. Heute bin ich dankbar dafür, dass sie mich bei meiner Suche begleiten und mich motivieren, meine selbstgesetzten Grenzen zu überschreiten. In meiner Lebensgeschichte habe ich inneren Frieden mit dem Selbstwert und dem Selbstvertrauen geschlossen und die Zusammenhänge ihres mangelhaften Daseins verstanden und den beteiligten Menschen verziehen. Diese Zusammenhänge zu erkennen, war in der vergangenen Zeit sehr nützlich für mich und hat mich aufmerksam werden lassen, welche Situationen und Umstände mich in diese Gefühle brachten. Heute begegne ich beiden Themen immer wieder aufs neue, nur jetzt auf einer anderen Stufe, nämlich der kollektiven

Stufe. Auf dieser Stufe geht es um den Selbstwert und das Vertrauen in das Weibliche.

Eine energetische Reinigung schließt eine mentale Reinigung mit ein. Sich *mental* von schon bestehenden und immer wieder eindringenden oder anziehenden fremden Gedanken zu reinigen, ist eine langanhaltende Beschäftigung. Das setzt voraus, Feinheit in der Wahrnehmung aber auch rationales Verstehen von uns selbst und unserem Körper zu haben, so dass die Gedanken, die das Selbst stärken, von den Gedanken, die zerstörerisch und verzerrend das Selbst beeinflussen wollen, unterschieden werden.

Oft überschwemmen unbewusste Ängste unsere Gefühle und unseren Willen und beherrschen damit den Verstand. Das kann schnell zu engstirnigem Denken führen und das Leben in Schubladendefinitionen erfassen. Deshalb ist es wichtig herauszufinden, wie und warum wir irrational werden, welche Rationalisierungen wir vorschieben, welche Wirkung sie haben und was hinter den Rationalisierungen, Entschuldigungen, dem Schönreden, den Rechtfertigungen, Alibis oder Geschichten verborgen ist, was wir letztendlich verdrängen oder leugnen. Sehr typische Gründe zum Verdrängen sind: »Ich habe keine Zeit.«, »Die Kinder haben mich davon abgehalten.«, »Ich habe zu viel zu tun.«, »Ich bin nicht gut genug.«, »Ich muss arbeiten.« Dies sind Mechanismen, die Frauen gelernt haben, um sich nicht mit sich selbst zu beschäftigen und den körperlichen Bedürfnissen auszuweichen. Aber wovor besteht die eigentliche Angst? Was will die Frau nicht wahrnehmen?

Die Angst wirkt oft in den Lebensbereichen am stärksten, die unerfüllt sind und Schwierigkeiten machen. Diese Angst emotional zu spüren, ohne sich darin zu verlieren, und dann innere Bilder und Stimmen aus der Tiefe aufsteigen zu lassen, um Zusammenhänge zu erkennen, wäre ein wirkungsvoller Schritt der Reinigung. Und nicht in die alten Gedanken und Gefühle einzusteigen, sondern Kontrolle zu behalten, indem neue Leitsätze oder Glaubenssätze mehrfach wiederholt werden und das Unterbewusste neu programmiert wird. Leitsätze sind dazu da, unsere Gedanken zu verändern, so dass sich auch unsere Energie und die Wahrnehmung transformieren kann. Sie helfen uns, positiver im Leben zu stehen.

Auf dem Weg der Selbstwerdung begegnet die Frau gerade in ihren Tiefen immer mehr den negativen Stimmen des In-Frage-Stellens, der Ablehnung, des Unterlassens dieser freilegenden Schritte. Aber gerade in diesen Situationen ist es wichtig, die Gedanken sprechen, aber sie nicht gewinnen zu lassen. Den Stimmen zuhören und erkennen, was dahinter für eine Botschaft liegt, nimmt den Gedanken die Macht und die Kraft. Und gibt die Chance, sie anschließend in Kreativität zu verwandeln.

Manchmal gibt es Tage, da nehmen diese Gedanken bei mir die Oberhand ein. Da kommen Gefühle der Abwertung, der Minderwertigkeit und des Nicht-Vertrauens an die Oberfläche, die sehr beherrschend sind und mich vereinnahmen. Die Tränen meiner Traurigkeit und meiner Sehnsucht fließen. In diesen Momenten sitze ich aber auch am Computer und schreibe und schreibe und verwandle die Tränen in Worte. Dann erinnere ich mich an die Worte von Agustin: »Diese negativen Gedanken verwandle ich in Glück. Meine Blockaden verwandle ich in persönliche Kraft. Dieses Gefühl in meinem Körper verwandle ich in Glück.« Und ich massiere die Stelle im Körper, wo das Gefühl sich manifestiert.

Auf dem Weg der mentalen Reinigung können jedoch auch innere Stimmen laut werden, die der wachsenden Frau das Gefühl geben, besser zu sein oder auf einer höheren Ebene zu stehen als andere. Um mit anderen Menschen zu kommunizieren oder an größeren gemeinschaftlichen Projekten zu arbeiten, die wir uns selbst vorgenommen haben, ist dieses Verhalten schwierig und auch störend. Auch diese Gedanken spirituellen Hochmuts gilt es bewusstzumachen und zu reinigen.

Wie erfolgt eine Reinigung auf der intuitiven Ebene? Auf der vierten Ebene bedeutet Reinigung, den Blick auf die eingebundene systemische Ordnung zu richten und darin zu erkennen, welche Glaubenssätze und energetischen Verbindungen aus zurückliegenden Partnerbeziehungen und aus der Herkunftsfamilie immer noch bestehen und uns festbinden. Das bedeutet, sich aus der Opferhaltung zu lösen und die bestehenden energetischen Fäden zu durchtrennen. Das bedeutet, mit Mutter und Vater in Form einer systemischen Aufstellung oder in Form einer geführten Meditation in inneren Kontakt zu treten und ihnen mitzuteilen und sie mitspüren zu lassen, was wir uns alles für unser Leben gewünscht hätten, was wir ihnen vorwerfen möchten, worüber wir verärgert und enttäuscht sind, was uns an Hilfe und Liebe fehlt…

Die Mutter, der Vater bitten uns um Verzeihung mit der Botschaft, dass sie ihr Mögliches gegeben haben und es das Beste war, was sie geben konnten. Aber auch die Mutter, der Vater äußern all die Beschwerden, Probleme und Enttäuschungen, die sie mit uns erlebt haben, und wir bitten um Verzeihung, ihnen nicht gerecht geworden zu sein. Dann ist es gut, all die wundervollen Sachen und die Dankbarkeit für Mutter und Vater auszusprechen und die Liebe zu zeigen, die auszudrücken wir nie den Mut gehabt haben. Und das umgekehrt von Seiten der Mutter oder des Vaters uns gegenüber. Das ist meist eine sehr intensive und tiefe Gefühlssituation.

Loslassen bedeutet dann, die feste Bindung zwischen Mutter oder Vater und uns zu trennen, die Eltern und das Kind energetisch voneinander zu befreien und die eigene Energie zurückzuholen, die energetisch in der anderen Person gebunden war. Diese Vorgehensweise sollte mit den ehemaligen Partnerschaften genauso vollzogen werden, um beide Partner energetisch freizulassen.

Reinigen auf dieser Ebene bedeutet aber auch, sich bewusst zu werden, welche versteckten kollektiven Machtspiele auf Angst, Abwertung und Aggression aufbauen und sich in den komplexen Systemen von Wirtschaft, Finanzen und Politik in undurchschaubarer Weise zeigen und die Menschen in unbewusster Weise manipulieren.

Eine weitere Maßnahme der energetischen Reinigung ist deshalb das bewusste Sortieren der Beziehungen zu Menschen, mit denen wir zu tun haben. Dazu möchte ich eine von Agustin gelernte schamanische Strategie der energetischen Ökonomisierung vorstellen. Er spricht von verschiedenen Handlungskreisen: Da gibt es im ersten Handlungskreis Menschen, die dein Leben bereichern, verschönern,

dich unterstützen und dich stärken. Die gilt es zu pflegen und zu nähren. Dann gibt es Menschen im zweiten Handlungskreis, die Einfluss
und Macht auf dein Leben haben, wie zum Beispiel die Eltern, der
Chef. Diese Menschen gilt es zu neutralisieren und es nicht zuzulassen, dass sie in irgendeiner Weise etwas in deinem Leben bewirken
können, das heißt, Gelassenheit, Kontrolle, inneren Frieden und Di-
plomatie anzustreben. Und dann gibt es Menschen des dritten Hand-
lungskreises, von denen man sich besser fernhalten sollte, Menschen,
die wie Parasiten sind und Unheil bringen. Das bedeutet Reinigen auf
intuitiver Ebene.

Allein das Wissen um diese Handlunskreise sensibilisierte mich schon
für ein näheres Betrachten meines Umfeldes. Es hilft mir, mich im
Wirrwarr der Energiefelder draußen zurechtzufinden und für mich ein
inneres Ordnungssystem zu schaffen. Und es ist eine energetische
Bereicherung, im gegenseitigen Austausch die Menschen zu nähren,
die mich auch nähren, und mich darin zu üben, inneren Frieden und
Gelassenheit mit den Menschen zu schließen, die mal so und mal so
sind und ihre Fahnen nach dem Wind ausrichten. Aber es tut gut, sich
für die Zeit der Neuorientierung von gewissen Menschen ganz fernzu-
halten.

Reinigung der Chakren

Die Betrachtung der Reinigung auf den verschiedenen Ebenen schließt
auch eine Reinigung der Chakren mit ein. Auch die Chakren bringen
die Verletzungen der verschiedenen Ebenen zum Ausdruck. Ich
möchte nachfolgend zeigen, wie energetische »Verunreinigung« auf
Chakrenebene sichtbar wird und welche Möglichkeiten der Reinigung
und der Heilung es gibt. Für das freie Fließen der Energie in jedem
Chakra ist es erforderlich, nach Ursachen in der Vergangenheit des
derzeitigen Lebens und oft sogar nach Schwierigkeiten in den vergangenen Leben zu schauen, um nachhaltig energetische Beziehungsstränge zu »reparieren«, die dann zukünftig gelebt werden können.
Ich lehne mich dabei an die Worte von Barbara Ann Brennan »Licht-
Heilung« an.[63]

Eine Verletzung der Stränge des ersten Chakras zeigt sich in dem Gefühl, nicht geerdet zu sein, eine Unfähigkeit, im physischen Körperhaus nicht angekommen zu sein und die Energien der Erde nicht aufnehmen zu können und dem Leben hier zu vertrauen. Das verursacht Angst, Angst vor dem physischen Leben im eigenen Körper, Angst, sich zu bewegen und Freude am Leben zu haben. Die Angst baut eine überzogene Sicherheit und setzt eine überspielte Maske auf. Ausgelöst kann das sein durch ein Geburtstrauma oder durch frühe physische Gefährdung, welche nährende und verbindende Energiestränge zwischen dem Neugeborenen und der Erde durchtrennt haben. Auch Verletzungen oder körperliche Misshandlungen, die das natürliche Wachsen des Kindes behinderten, können dazu führen, dem Leben und anderen Menschen nicht mehr zu vertrauen.

Abgetrennt von der ursprünglichen nährenden Verbindung lassen Gefühle des Verlassen- und Einsamseins entstehen, das Gefühl, um das Leben kämpfen zu müssen, nicht richtig zu sein und ständig Angst vor Veränderungen zu haben. Für die Reinigungsarbeit im ersten Chakra bedeutet das, eine tiefe seelische Aufarbeitung der Zeit der Zeugung, der Schwangerschaft und der Geburt vorzunehmen. Sich in diese Tiefen zu wagen, ist ein langer, achtsamer und behutsamer Weg, um das Vertrauen stetig zu nähren und sich immer tiefer in den eigenen Schoß fallen zu lassen und schließlich in den Schoß von Mutter Erde, um das vertraute Gefühl der nährenden Verbindung zur Erde wieder herzustellen.

Das zweite Chakra drückt sich über Sinnlichkeit und Sexualität aus. Schwierigkeiten in diesem Chakra können zu unterdrückter Sexualität und Sinnlichkeit, zur Neigung zu sexuellen Perversionen, zu Orgasmusunfähigkeit, Unfruchtbarkeit, Impotenz und vielen gynäkologischen Erkrankungen führen. Diese Probleme können durch abwertende Äußerungen sowie gleichgültiges Empfinden von Sinnlichkeit und Sexualität im Umfeld der Eltern und naher Angehöriger entstehen oder durch sexuelle Misshandlungen und Missbrauch oder durch invasive medizinische Verfahren in früher Kindheit. Aber auch die Verletzungen des Weiblichen aus früheren Leben betreffen sehr stark diesen intimen Bereich. Reinigung auf dieser Ebene heißt, sich diesen tiefen Verletzungen und dem Urschmerz der eigenen frühen Kindheit und den vielen weiblichen Verletzungen der vergangenen Leben achtsam zu nähern, nicht zum Opfer der Geschehnisse zu werden, sondern die positiven Aspekte dieser Verbindungen zu erkennen und die Bedeutung und Sinnhaftigkeit der damaligen Ereignisse für das eigene Leben heute zu verstehen. Das kann dann sogar über neu empfundene Sinnlichkeit und sexuelle Lust zum Ausdruck kommen.

Das dritte Chakra repräsentiert Klarheit und Aufrichtigkeit im Umgang mit sich selbst und mit anderen Menschen. Krankheiten, die aus einer Beschädigung in diesem Bereich entstehen, können auf der linken Körperseite aus der Beziehung zur Mutter und auf der rechten Seite aus der Beziehung zum Vater resultieren. Symptomatisch drückt sich das linksseitig als Hypoglykämie, Diabetes, Bauchspeicheldrüsenkrebs, Verdauungsstörungen oder Magengeschwüre und rechtsseitig als Leberunterfunktion, Leberentzündung oder Leberkrebs aus. Traumatische Beziehungserfahrungen, sowohl durch Überkontrolle als auch durch vernachlässigte elterliche Fürsorge in Angelegenheiten der alltäglichen kindlichen Bedürfnisse wie Waschen, Anziehen, Essen, Spielen, Vorlesen, ins Bett Bringen und so fort lassen die nährende Verbindung zu Mutter und Vater abbrechen und geben dem Kind das Gefühl, »nicht genährt-zu-werden« und von Selbstabwertung. Reinigung dieser verletzten Beziehungsstränge bedeutet, in der Verwirrung und Unordnung im System der Familie Zusammenhänge zu erkennen und wieder eine neue Ordnung herzustellen, um wieder eine gesunde und nährende Beziehung zu sich selbst und auch zu anderen Menschen herzustellen, die nachhaltig wirkt.

Die Stränge des vierten Chakras repräsentieren die Herzensverbindungen in Liebe. Sie werden oft schon in frühester Kindheit verletzt und wiederholen sich im Erwachsenenalter in ungesunden Liebesbeziehungen sowie in der Unfähigkeit, sich selbst und einen anderen Menschen zu lieben. Krankheiten, die daraus entstehen sind Herzschmerzen, Herzklopfen, Herzrhythmusstörungen, Beschädigungen des Herzgewebes und Herzinfarkte. Reinigung heißt, die tiefsten Verletzungen des Herzens, die durch ehemalige Lebenspartner und durch die Eltern entstanden sein können, in biographischer Folge aufzuarbeiten und die nährenden Verbindungen zu diesen Menschen herauszukristallisieren und in Dankbarkeit anzunehmen. Das Herz immer mehr zu öffnen, bedeutet, sich selbst liebevoll und bedingungslos zu begegnen und die eigene Stimme des Herzens zu hören, um dadurch auch liebensfähig in der Beziehung zu anderen Menschen zu sein.

Die aufrichtige Wahrheit über Töne, Worte, Musik oder Stimme in Übereinstimmung mit dem höheren Willen zum Ausdruck zu bringen, ist ein Zeichen für ein gut funktionierendes fünftes Chakra. Es drückt wahrhaftige Kommunikation und festes Vertrauen in das höhere Selbst aus. Die Stränge des fünften Chakras können beschädigt sein, wenn die Wahrheit nicht ausgesprochen werden durfte oder das ausgesprochene Wort nicht wahrhaft angenommen wird oder wenn jemand in vergangenen Leben betrogen wurde oder andere betrogen hat. Krankheiten, die diesbezüglich entstehen können, sind Schilddrüsenunterfunktion oder Kropf- und Halswirbelprobleme. Reinigung bedeutet, Vertrauen zur eigenen inneren Stimme aufzubauen, um dann jenes auszudrücken, was wahrhaftig und ehrlich im Körper wahrgenommen wird, auch wenn damit jemand verletzt wird. Dabei können auch neue Möglichkeiten der Kommunikation und der Kreativität ausprobiert werden, um jenes an die Oberfläche zu holen, was die Frau in der Tiefe ihres Körpers wahrnimmt.

Die Stränge des sechsten Chakras können die Ekstase höherer Erkenntnis und den inneren Ideenreichtum repräsentieren. Das Wissen kann durch verfeinerte Wahrnehmung, Intuition, oder durch zeitweise Einblicke in andere Dimensionen der Wirklichkeit kommen und größere Zusammenhänge erfassen. Die Stränge des sechsten Chakras können aus Erfahrungen früherer Leben verletzt sein, in denen archaische Bilder und Symbolstrukturen durch die Bedingungen der patriarchialen Religionen umgedeutet oder einseitig ausgelegt wurden. Das kann auf physischer Ebene zu Kopfschmerzen, Verwirrung, Desorientierung oder Gehirnstörungen führen. Reinigung auf der Ebene des sechsten Chakras bedeutet, sich in die Traumwelt vorzuwagen, Techniken zu erlernen, um sich in der Traumwelt zu orientieren und das Fenster für die echten und wahrhaftigen Visionen und Bilder zu finden.

Das siebente Chakra repräsentiert die Vollkommenheit im göttlichen Sein. Sie verbindet uns mit dem spirituellen Erbe, zum Beispiel mit spirituellen Wesen und der Beziehung zum Göttlichen. Die Stränge des Chakras können schon vor der Geburt, bei der Empfängnis oder in der Gebärmutter verletzt sein. Eine Beschädigung kann zu Depressionen, zu mentalen Störungen, Kopfschmerzen oder auch zur Unfähigkeit führen, in der physischen Welt des Körpers im Hier und Jetzt zu leben und sich mit dem Leben auf der Erde auseinanderzusetzen. Reinigung bedeutet zum einen, sich dieser göttlichen Verbindung zu öffnen, um überhaupt Spiritualität zu erleben, und zum anderen, Spiritualität innerhalb des menschlichen Körpers zu erfahren und nicht nur in die spirituelle Welt zu entfliehen.

Da jedes Chakra auch mit dem Wirbelkanal in Verbindung steht, wird eine Reinigung der Chakren auch durch das natürliche Fließen der Energie im vertikalen Verlauf der Wirbelsäule unterstützt. Das bedeutet, den energetischen Strom durch bewusstes und achtsames Bewegen der Wirbelsäule in Verbindung mit bewusster Atemführung und gedanklicher Aufmerksamkeit unter entspannten Bedingungen zwischen Himmel und Erde fließen zu lassen, um auf diesem Weg das natürliche Fließen der Energie in den einzelnen Chakren zu unterstützen. Dazu ist eine tiefe seelische Aufarbeitung der Lebensthemen eines jeden Chakras von großem Nutzen, um innere Ordnung und natürliches Fließen zu ermöglichen. Dann kann der innere Kanal immer freier und immer mehr zum Instrument der Schöpfung werden. Je freier der Kanal, um so reiner und unverfälschter fließt der göttliche Strom durch den Körper in die Welt, um so mehr wird der Kanal der göttlichen Quelle angeglichen.

Neuorientierung und Visionssuche

Wir lernen, unsere Aufmerksamkeit und Wahrnehmung auf die innere Welt zu verlegen, ohne uns von der physischen Welt lösen zu müssen. Wenn wir das gelernt haben, schaffen wir es auch, in weitere Welten und Seinsebenen vorzustoßen. Dies alles geschieht nicht mit

Zwang und sogenannter »Arbeit«, nicht durch Gebote und Verbote oder Regeln und Dogmen an uns, sondern auf natürlichem Wege, weil alle diese Möglichkeiten der Natur und damit der Schöpfung entlehnt sind. Nicht im Verschließen und Ausklammern, sondern in der Öffnung liegt das wahre Geheimnis. Wie eine Blume entfalten wir uns im Garten des Körpers, eine Blume, die ans Licht strebt und vom göttlichen Strom des Wassers genährt wird. Wie eine Blume, die eine Einzigartigkeit und eine Individualität darstellt und keiner anderen gleicht und das Ergebnis der vollkommenen Entfaltung der eigenen Seele ist, einmalig in der Schöpfung. Keine Seele wird Ruhe geben, sondern Sehnsucht nach diesem Gefühl haben, bis sie diesen Weg gefunden hat.

An manchen Tagen frage ich mich, warum ich ständig auf der Suche nach tieferer Erfahrung bin. Ich habe die Traditionelle Chinesische Medizin studiert, um am Fünf-Elemente Modell und der Theorie von Yin und Yang die Zusammenhänge für die Wandlungsphasen im eigenen Leben zu verstehen. Das tägliche Qigong-Üben und das achtsame Führen des Atems verfeinerten mein Wahrnehmen und Empfinden dahingehend. Die zweimalige Fastenzeit im Jahr und die täglichen Reinigungsrituale räumten auf und schafften innere Ordnung. Aber die Sehnsucht blieb und die Suche ging weiter.

Auf der Suche, meine innere Sehnsucht zu befriedigen, lernte ich die Herangehensweise der Klassischen Homöopathie, die mir auf ihre eigene Art ein gutes Handwerkszeug auf dem Weg zu mehr Lebenskraft und Lebendigkeit vermittelte. Für das Sichtbarmachen auf der physischen Ebene war mir die Methode des psychokinesiologischen Testens eine gute Möglichkeit, Zusammenhänge in den verschiedenen Ebenen zu erkennen, die die gesamte Regulationsfähigkeit beeinflussen können. Ich hatte gute Lehrer und Therapeuten, die mir ihre Techniken, Methoden und Erkenntnisse vermittelten, die ich dankbar benutzen durfte. Sie begleiteten mich auf meiner Suche und fügten meinem Gesamtwerk immer ein neues Puzzleteil hinzu. So konnte ich größere Zusammenhänge in mir verstehen und eine neue Ordnung herstellen, die mir wieder Struktur und einen guten Nährboden gab, so dass ich bereit war, neue Türen zu öffnen. Ich merkte, dass ich meiner inneren Befriedigung näher kam und innerlich ruhiger und gelassener wurde. Aber eine tiefe Sehnsucht und Heimweh sind noch geblieben. Die Sehnsucht führte mich auf den schamanischen Weg, wo ich spürte, dass ich erst am Anfang eines noch viel größeren Weges stand. Ich ahnte nicht, was ich noch alles aufzuräumen hatte und welche noch viel größeren Zusammenhänge bestehen würden. Nach manch einer großen Zeremonie war mein ganzes Weltbild durcheinandergerüttelt, und ich brauchte längere Zeit, um das alles zu ordnen und zu verstehen, was ich wahrgenommen hatte. Aber es gab die ersten erhabenen Momente, wo ich tief in mir fühlte, dass ich zu Hause angekommen bin. Diesen Weg gehe ich weiter, weil meine innere Stimme laut »Ja« sagt.

 Wenn eine Frau auf der Suche nach ihrer Quelle ist, ist es gut, sich leerzumachen, in die Stille zu gehen und der inneren Stimme zuzuhören und nicht zu sprechen. Diese Stimme bringt uns immer die beste Antwort, sie wird das Höhere Selbst genannt. Das Gehörte umzusetzen, erfordert jedoch Energie und persönliche Kraft. Deshalb ist es notwendig, haushälterisch mit der vielseitig gestreuten Energie umzugehen. Die Worte des Schamanen Agustins dazu: »Deine ganze Energie ist in Gedanken, Gefühlen, Annahmen oder Handlungen zerstreut. Wenn du nun beginnst, Energie zu sparen, sammelt sich diese an und verwandelt sich in persönliche Kraft. Dies ist unser wichtigstes Ziel. … Das Fehlen von Energie wirkt sich immer auf unser Schicksal aus und auf unsere Fähigkeit, Chancen zu erkennen und zu ergreifen. Ein Verlust an Energie ist immer ein Verlust, unwichtig, ob dahinter gute Absichten stehen, ob du deine Energie in Handlungen der Liebe oder den Dienst an der Menschheit stellst.«[64]

Angesammelte Energie ist wie die persönliche Kraft und die innere Stille. Sie bringt den Gewinn für das Leben und die Kraft, das Beste für uns selbst zum Ausdruck zu bringen, ohne die anderen dabei zu verletzen. Das gilt es nicht nur zu glauben, sondern auch wahrhaftig zu leben. So wird jeder Frau die Möglichkeit geschenkt, ihr Leben so zu verändern und neu zu erschaffen, wie es nur zu ihr passt.

Zwischen den Welten

Wer bis zu diesem Punkt gelangt ist, hat bereits eine große Strecke des Weges zur göttlichen Quelle zurückgelegt. Wer bis hierhin gelangt ist, wird sich immer mehr auf dieser Seinsebene einwohnen, ohne den Kontakt zur physischen Ebene zu verlieren. Wie auf der physischen Ebene kann man auch hier viel lernen, um sich zu orientieren und zurechtzufinden, um sich auch auf dieser Ebene sicherer zu fühlen und ein eigenes Feld mit eigenen Gesetzmäßigkeiten aufzubauen, um aus dem sicheren Standort heraus wieder eine neue Ebene zu öffnen. Der Vorgang, von Ebene zu Ebene zu steigen und ein Feld oder einen Garten oder eine Operationsplattform anzulegen, wird in der Bibel als Jakobsleiter bezeichnet. Die Leiter steht auf der Erde und reicht bis zum Himmel. Es ist ein spiritueller innerer Weg ohne Fallen, Gefahren und Abhängigkeiten, der aber in jeder Hinsicht Zeit braucht, um zur göttlichen Quelle zu gelangen. Meist werden drei Stufen genannt: Reinigung – Erleuchtung – Vollendung. Eine große Erleichterung auf dem Weg zur göttlichen Quelle kann auch eine tiefe Verbindung mit einer zweiten Seele sein.

Viele Sagen und Märchen haben für diese Verbindung zur göttlichen Quelle einen heilkräftigen Brunnen. Brunnen sind sinnbildliche Durchgangsstationen oder Tore in andere Seinsebenen. Man taucht zu diesem Zweck im Brunnen immer tiefer und findet dann einen Ausweg, der in einen reinen Energiebereich bestimmter Qualität führt. Der Brunnen der Frau Holle gehört in diese reine Seinsebene. Oft verbanden Menschen solche Brunnen mit einer Gottheit als das reine personifizierte Urprinzip oder wählten eine Quelle als eigentlichen Ursprung. »Während es beim Brunnen um das Gefäß geht, um Gehalten- und Geborgensein und um den Durchgang zur Tiefe, hat die Quelle ihre besondere Bedeutung darin, dass sie den aufsteigend-durchbrechenden Charakter und das Geborenwerden symbolisiert. ... Die Quelle bringt stetig neues Wasser hervor, sie ist schöpferisch und fruchtbar. Sie erhält jung, sie heilt, und dem, der sie betrachtet, schenkt sie Weisheit. Deshalb wird sie mit mütterlichen und mit erotischen Assoziationen versehen.«[65] Oft barg solch eine Quelle eine Nymphe, die einem in allerlei Situationen helfen konnte. Aber der Weg dahin ist mit größeren Herausforderungen und Prüfungssituationen verbunden, so dass das nährende Feld immer bedeutsamer wird.

Mir persönlich erscheint der Hals körperlich als Engstelle für die höheren Bewusstseinsebenen. Kürzlich ging ich in eine Zeremonie mit der Absicht, meiner inneren weiblichen Kraft aus der Gebärmutter die Chance zu geben, nach oben zu kommen, um sich über meine Stimme zum Ausdruck zu bringen. Ich hatte beim Führen von Meditationen oft das Gefühl, dass meine Stimme belegt war und ich mich räuspern musste. Im Alltag war davon nichts zu spüren. Die Zeremonie war ein intensiver innerer Kampf und ich schaffte es nur unter großer Anstrengung, einen Teil meiner weiblichen Energie hinauszulassen und als Ton hörbar zu machen. Ich fühlte mich gefangen wie in einer Flasche, die ihren gesamten Inhalt durch den Flaschenhals pressen wollte. Das hat mich sehr erschöpft und ermüdet.

Nachdem ich diese Zeremonie vollzogen hatte, kamen eine Reihe von Prüfungen im Alltag auf mich und mein Feld zu. Zum einen brach eine über 15 Jahre aufgebaute Kurstätigkeit durch die Kündigung der gemieteten Räume an einem mir sehr liebgewordenen Platz weg, eine vertraute Angestellte kündigte und mein Mann hatte einen Wildunfall. Das alles drei Tage nach der Zeremonie, obwohl unser Leben vorher ziemlich fließend und geordnet ablief. Für mich bestand ein direkter Zusammenhang zwischen diesen Prüfungssituationen und der Absicht meiner Zeremonie. Ich hatte mich zu weit hinausgelehnt in der Zeremonie.

Diese Situation hat mir gezeigt, dass ich zu schnell zu viel wollte. Sie sagte mir, mich weiter in der Verbindung zur weiblichen Schöpferkraft zu nähren. Nur durch diese tiefe Verbindung wird das Vertrauen in die innere Stimme und in die eigene und höhere Führung genährt, die dann über den Hals als Übergangszone zu den höheren Zentren zum Ausdruck gebracht werden kann, um nochmals intensiv auf die höheren Ebenen vorbereitet zu werden und göttliche Inspirationen zu empfangen.

Vielleicht ist diese Zeit des Übergangs vergleichbar mit einem Schwanken zwischen den verschiedenen Welten, begleitet von einem Festhalten in Unsicherheit, Zweifel und existenziellen Ängsten auf der einen Seite und einer Sehnsucht und dem Verlangen nach Hause zu kommen auf der anderen Seite. Dieser Übergang kann zu einer Zeit des Prüfens werden, wo besondere innere und äußere Herausforderungen dazu einladen, festzustellen, ob die Frau in ihrem gesamten Sein für größere Aufgaben vorbereitet ist.

Disziplin, Pflege und Verantwortung

Auf die Frage, warum die Neurose heute bei vielen Frauen alltäglich ist, antwortete der Schamane Agustin: »Sie machen nicht, was sie machen möchten. Sie haben nicht gelernt, was sie lernen wollten. Sie arbeiten nicht dort, wo sie arbeiten möchten. Sie haben nicht die Person geheiratet, die sie heiraten wollten. Sie leben nicht, wo sie gerne leben möchten. Darum können sie nicht das Leben leben, das sie gerne leben möchten.«[66]

Nicht jede Frau wird das Geschenk des inneren Wachsens und Reifens nutzen können, denn es bedarf neben persönlicher Kraft und Energie auch großen *Ehrgeiz*. Ehrgeiz, etwas Höheres anzustreben, aber auch immer mit der Achtsamkeit, sich nicht von Habgier und Egobefriedigung einfangen zu lassen. Es bedarf neben Ehrgeiz auch einer großen Disziplin, sich im Tages- und Jahresverlauf so zu strukturieren, dass unterstützende reinigende Rituale, Reinigungskuren und energetische Übungen ihren entsprechenden Raum bekommen, dass Zeit und Raum für Stille und Alleinsein organisiert werden, dass Prioritäten gesetzt werden und der ganze Tag darauf ausgerichtet ist, die eigene verlorene Energie, die durch ethische, moralische und religiöse Glaubensvorstellungen und entsprechenden Handlungen verlorengegangen sein kann, immer mehr einzusammeln und mit ihr hauszuhalten. Dabei sind feste wiederkehrende Rituale im Alltag Handlungen, die Vertrautes bekräftigen und Neues aktiv integrieren können. Rituale bündeln Energie für die jeweilige Absicht der Frau. Um sich für eine bestimmte persönliche Sache zu öffnen oder sie hervorzubringen, sind allerdings größere Zeremonien erforderlich. Sie schaffen den Rahmen und das nötige Feld, alte Dinge zu beenden und neue Dinge einzuladen. Sie knüpfen an das schon ursprünglich vorhandene und tief verborgene weibliche Wissen an und integrieren diesen Schatz, um ein Fließen der Energien zu unterstützen.

Es erfordert *Selbstvertrauen und Mut*, anders zu sein und keine Ratschläge und Unterstützung von anderen Menschen zu erhoffen und zu erbitten, die keine Bewusstheit für diesen Weg haben. Selbst probieren und weitergehen und eigene Erkenntnisse aus den gegangenen Wegen und Erfahrungen zu sammeln. Immer wieder Mut zu entwikkeln, ins Unbekannte der eigenen Seele zu folgen, bis die Frau eines Tages aus den Rollen des Lebens aufwacht und sich erinnert, wer sie eigentlich ist. Es bedarf Reife und Weisheit, wirklich und wahrhaftig hinzuschauen und die alten Fesseln zu durchbrechen und es bedarf Vertrauen in die Kraft und Unaufhaltsamkeit der Evolution. Dafür sind der tägliche »Marktplatz«, die täglichen Beziehungen und das Zusammenleben in der Familie eine große Chance der Spiegelung, der Herausforderung und des Sichtbarwerdens im Außen.

Ich bin für die Begegnungen im Alltag mit den Kindern sehr dankbar, denn ich bekomme eine große bunte Palette von Themen geliefert, an denen ich reifen kann. Je mehr ich meiner Wahrnehmungsfähigkeit vertraue und das Erlebte des Tages am Abend bewusst rekapituliere, desto mehr wächst meine Klarheit und Bewusstheit für meine persönliche Absicht. Deshalb möchte ich jeder Herausforderung danken, die ich für mein Wachsen brauche.

Vertrauen ist besonders dann wichtig, wenn größere Herausforderungen an den Grundfesten des Systems rütteln, Vertrautes und Altbewährtes in Frage stellen lassen und neue Dinge ins Rollen bringen. Es sind gerade jene Herausforderungen, die die Frau unvorbereitet und überraschend treffen und nicht vorhersehbar sind. Oft wackelt aber auch gerade jenes, was nicht in Harmonie und Übereinstimmung schwingt. Dann ist Vertrauen eine wichtige Grundlage. Große und auch oft versteckte Herausforderungen sind jene, die als *gutgemeinte Ratschläge* von Menschen kommen, die ein großes angelesenes Wissen über viele Theorien und Meinungen erworben und viele Jahre Psychoanalyse hinter sich haben, dieses erworbene Wissen aber körperlich nicht verinnerlicht haben. Auch diese gutgemeinten theoretischen Ratschläge gilt es wachsam zu prüfen und dann lieber der eigenen Wahrnehmung zu vertrauen, um auch die gut versteckten und tieferen Manipulationen und deren ursprünglichen Absichten zu erkennen und sich nicht davon beeinflussen zu lassen. Das gleiche gilt auch andersherum, das heißt, selbst keine gutgemeinten Ratschläge zu verteilen, nicht zu manipulieren, nicht zu drängen und andere Menschen zu etwas überreden oder von etwas überzeugen zu wollen.

Mit Hilfe ihrer sprachlichen Begabung, einer guten Ausdrucksfähigkeit und einem großen angelesenen Wissen sowie gezielt eingesetzter Psychologie können Menschen sich hinter ihren eigenen körperlichen Themen verstecken. Beispielsweise hatte ich nach einem von mir geleiteten Redekreis, in dem jede Teilnehmerin Gelegenheit hatte, ihre derzeitige Befindlichkeit zu äußern, ein solches Erlebnis. Eine der Teilnehmerinnen suchte nach dem Redekreis den persönlichen Kontakt mit mir und meinte, sie hätte im Redekreis lieber nichts sagen sollen, um mein Konzept nicht durcheinanderzubringen. Ich nahm die »gut gemeinten Worte« der Teilnehmerin als Ratschlag an und antwortete ihr, dass ich mich in der Lage fühlte, jeder Befindlichkeit den erforderlichen Raum und ihre Zeit zu geben. Das baute zwar Distanz zu der Teilnehmerin auf, die ich persönlich aber als Klarheit und notwendige Abgrenzung ihr gegenüber empfand und ihr damit die Chance gab, bei sich selbst zu bleiben.

Sich bewusst zu machen, wie weit der eigene Weg schon gegangen und welche größeren und auch versteckten Herausforderungen, unvorbereiteten Prüfungen und verführerischen Momente wir aus eigener Kraft gemeistert haben, ist auch deshalb wichtig, um sich in *Dankbarkeit und Wertschätzung* für die schon geleistete Wegstrecke zu üben.

Um sich der Quelle wirklich zu nähern, ist es notwendig, die Blickrichtung umzukehren, das heißt, gegen den Strom zu schwimmen, um den Austrittspunkt dieser Energie zu finden und damit auch die Seele. Nicht das zu tun, was von außen suggeriert und manipuliert wird, sondern das, was für mich in dieser Lebensphase für das innere Wachsen stimmig ist, bedeutet immer wieder *Disziplinierung*, denn die Verführungen und Verlockungen von außen sind groß genug.

Gegen den Strom zu schwimmen, soll auch kein absichtliches Vorgehen sein, um das Ego zu befriedigen, sondern es bedeutet, in jeder Situation zu reflektieren, zu spüren und selbst zu entscheiden, ob die

Gegebenheiten und Beziehungen stimmig für meine Lebensphase und meine Empfindungen sind und sich gegebenenfalls abzugrenzen, wenn das nicht der Fall ist. Das verändert nicht nur den Kreis der Beziehungen zu den Menschen, mit denen ich in der täglichen Arbeit zu tun habe, sondern klärt auch den Blick auf die inszenierten Illusionen der modernen Zeit, etwa der oberflächlichen Freizeitkultur, der Medienkultur, der hochjubelten Staralüren und dergleichen. Ihre versteckten Absichten und unbewussten Manipulationen zu erkennen und die damit geschürten Emotionen zu durchschauen, wächst mit zunehmender Wahrnehmungsfähigkeit. Voraussetzung für diesen kritischen Blick ist wiederum das eigene Selbstvertrauen, das mit jedem weiteren authentischen Wachsen an Größe gewinnt, so dass die Frau künftig selbstsicher und selbstbewusst auftreten kann und selbstentscheidend ihren Weg geht.

Disziplinierung bedeutet aber auch, *das zeitliche Maß* des Wachsens und spirituellen Reifens zu finden. Jede Ungeduld, jede zu zielgerichtete oder zu zweckgebundene Vorstellung ist eine Bremse, die man besser zu vermeiden sucht. Manche mögen glauben, wenn man etwas Bestimmtes tue, dann müsse der Effekt auch gleich kommen. In Wahrheit handelt es sich bei allen Dingen, die mit den inneren Körpern und der Seele zu tun haben, um Wachstums- und Entwicklungsprozesse, die ihre Zeit und Ruhe zur Reifung brauchen. Es ist deshalb auch nicht möglich, einer Frau eine Anleitung für ihre innere Entwicklung zu geben, ohne gleichzeitig Sperren und Blockaden bei ihr einzubauen.

Jede Frau ist ein absolut einmaliges Individuum, genauso wie ihr Entwicklungsweg. Bekommt die Frau zu viele Vorinformationen, neigt der Verstand schnell dazu, sich bestimmte Vorstellungen darüber zu machen und Erwartungshaltungen zu entwickeln. Solch eine Vorstellung muss jedoch nicht genauso eintreffen; sie kann für die eine Frau zutreffen, für eine andere nicht. Ein zu viel an Übungen, Ritualen und aufgezwungenen Programmen kann auch zu Unlust und dem Gefühl, nur eine Pflicht zu erfüllen, führen. Dazu kommt noch das schlechte Gewissen, wenn man einmal eine dieser Pflichten versäumt. Auch das kann nicht der richtige Weg sein.

Die Frau sollte verantwortungsbewusst und vertrauensvoll aus sich selbst heraus handeln. Verantwortungsbewusstsein heißt auch, das Öffnen und Empfangen von Energien mit dem Bewahren und Sichern von Energien in eine Ausgewogenheit zu bringen. Das bedeutet, dass es Zeiten gibt, wo der Fokus mehr auf das Empfangen von Impulsen und Energien ausgerichtet ist, und andere Zeiten wieder mehr zur Stärkung der Basis, der strukturellen Sicherheit und der Finanzen da sind. Diesen rhythmischen Wechsel von Höhen und Tiefen gilt es zu akzeptieren und die jeweiligen Phasen für sich zu nutzen. Das bedeutet auch, ein fließendes Gleichgewicht zwischen Oben und Unten immer wieder herzustellen. Dieses Gleichgewicht kann sich durch Bewegen und Fließen von Energie immer wieder neu finden. Das macht den stetigen Lernprozess aus.

Nach meiner letzten Erfahrung in einer Zeremonie, in der ich einen intensiven Kampf gegen die in mir wallenden Energien führte, bekam ich im Alltag eine ähnliche »Kampfsituation« präsentiert, die mich gedanklich und emotional sehr mitgenommen und mich in meinem eigentlichen Tun, nämlich dieses Buch zu schreiben, ausgebremst hat. Ich konnte diesen Angriff von außen nicht einmal alleine abwehren, sondern brauchte die rechtskundige Unterstützung eines Anwalts, um in dieser Situation auf gleicher Ebene zu agieren. In dieser Zeit war ich nicht in der Lage, mich zu öffnen und mich von der göttlichen Quelle inspirieren zu lassen. Ich fühlte mich angegriffen und erstarrte innerlich. Dieses Resonanzverhalten hat mich aber auch wachgerüttelt und mich in meiner Erkenntnis dahingehend bestätigt, dass Befreien des weiblichen Bewusstseins nicht Kämpfen auf männlicher Art und Weise bedeutet, sondern diese Art der Befreiung geduldiges Abwarten und Regenerieren in der Tiefe ist, um schrittweise die Bewusstseinsleiter zu erklimmen. Ich wollte in der Zeit zu viel und war zu ungeduldig.

Etwas für sich selbst zu tun, beeinflusst auch das Feld, welches die Frau umgibt. Alles, was im eigenen inneren Körper lebendig fließt, wird durch Resonanz auch andere Körper beeinflussen. Das bedeutet rückschließend auch, *Verantwortung für das eigene Körperhaus* und damit für die Schöpfung zu übernehmen, den Körper auf jeder Ebene zu pflegen und seine Entwicklung und sein Wachsen zu fördern, Struktur und Ordnung im eigenen Körper entstehen zu lassen, ohne ihm die Freiheit zu nehmen. So kann das eigene Energiefeld auch auf andere Menschen und im Vergleich mit dem Körperhaus auf den Garten des Hauses übertragen werden und dort ebenfalls funktionieren.

Dieses Resonanzfeld gilt es zu nähren und zu pflegen, um sichtbare Strukturen und Ordnungen innen und außen entstehen zu lassen. Dieses aufgebaute Feld kann wiederum ein unterstützender Nährboden sein und eine gute Sicherheit für weiteres neues Wachsen geben. Aus diesem Grund lohnt es sich immer, etwas für sich selbst zu tun und ein nährendes Feld um sich herum entstehen zu lassen, da jede Frau wieder im eigenen Wachsen durch das Feld getragen und genährt wird. Was die Frau hineingibt in das Energiefeld, kommt irgendwie zu ihr zurück, bis ein Austausch entsteht.

So pflegt eine Frau, die diesen Weg der Bewusstheit und Erkenntnis geht und auf diesem Weg ihre Sehnsucht und ihr Heimweh befriedigt bekommt, auch die anderen Seiten ihres Daseins, zum Beispiel die Mutter-Kind-Beziehung. Sie schaut achtsam auf die eigenen Kinder, begleitet sie in ihrem Heranwachsen, nährt und schützt sie und bewahrt vor allem ihr Selbstvertrauen, um sie in das Gefühl der Selbstverantwortung hereinwachsen zu lassen. So wächst und reift das nährende Feld mit und schafft nährenden Boden für die bewusst gehende Frau, um sich neuen Ebenen zu öffnen.

In mir lebte oft der Gedanke, mich für eine bestimmte Zeit der Erkenntnis in ein Kloster zurückzuziehen. Ich kann mich sehr gut disziplinieren, hatte vieles in meinem Leben gelernt, fleißig und gehorsam befolgt und mitgemacht und mich oft neuen Herausforderungen gestellt. Eine kurze Zeit verbrachte ich im Kloster und erlebte eine intensive Zeit mit mir. Aber noch herausfordernder und prüfender empfinde ich die Zeit im Alltag, besonders im Zusammenleben mit den beiden Töchtern und meinem Ehemann.

Sich hier zu disziplinieren und gut zu strukturieren, um meinen persönlichen Raum einzunehmen und zu halten und ebenso den Raum der Kinder und des Ehemannes zu achten, ist eine sehr gute Schule der Energiehaushaltung. Und sich dabei ehrlich und mutig einzugestehen, dass das Muttersein nur einen Teil meines Lebens als Frau ausmacht. Ich bin sehr dankbar darüber, dass ich die Möglichkeit habe, mein eigenes Leben in der Begleitung der jeweiligen Lebensphasen meiner Töchter noch einmal zu reflektieren. Zudem sind sie ein großes Geschenk, mich in meiner Sehnsucht und meinem Suchen immer wieder zu erden und zu strukturieren, um mich nicht zu verlieren, und mich in Geduld zu üben. Die Liebe zu meinen Töchtern motiviert mich zudem, für die nachfolgenden weiblichen Generationen etwas Großartiges in der Frau wiederzuentdecken und zu befreien und das Selbstvertrauen und die Selbstverantwortung in ihr Leben zu integrieren.

Für das immer mehr wachsende Selbstvertrauen und Fallenlassen in die eigenen Tiefen und damit das Bewusstwerden ist es auch ratsam, sich in *Diskretion und Zurückhaltung* zu üben, die inneren Prozesse in Stille wachsen und reifen zu lassen und sie erst dann an die Oberfläche zu holen, wenn innere Stärke und Präsenz aufgebaut und natürliche Grenzen gewachsen sind, so dass energetischen Angriffen von außen standgehalten werden kann. Dafür sind Schweigen und Rückzug von großer Bedeutung, damit die eigenen Träume nicht vorzeitig kaputtgemacht werden. Hier gilt die Warnung Goethes: »Sagt es niemand, nur den Weisen, weil die Menge gleich verhöhnet.«

Es gilt in solchen Zeiten, die eigenen Energien zu beherrschen und nicht zu versuchen, Menschen, die dich nicht ausdrücklich um Verständnishilfe gebeten haben, deine Wahrnehmungen aufzudrängen, sie könnten dann leicht ihren Sinn für persönliche Grenzen und ihr Urteilsvermögen einbüßen. Es ist wichtig zu unterscheiden, wann die Zeit passt, um sich zu öffnen, und wann es angebrachter ist, die Gefühle und Gedanken für sich zu behalten. Das ist *Selbstschutz*, eine wichtige Lektion auf dem Weg zu menschlicher Reife.

Das schließt auch ein, sich energetisch nicht über die Ebenen von anderen Menschen zu stellen und anderen Menschen nicht aus einer abwertenden und verurteilenden Position zu begegnen. Energie fließt in der Beziehung zu anderen Menschen im Sinne von Energieaustausch vom höheren Energieniveau zum niederen. Das bedeutet, dass jeder abwertende Gedanke und jedes negative energetische Gefühl anderen Menschen gegenüber einen eigenen Energieverlust darstellt. Persönliche Energiehaushaltung bedeutet dann, anderen Menschen urteilsfrei zu begegnen und auf keiner Ebene in ihr energetisches Feld einzudringen. Auch das ist Selbstschutz.

Je mehr sich meine Sensibilität entwickelte und ich meinen inneren Weg weiterging, merkte ich auch Gedanken in mir, die mich als etwas Besseres und Höheres im Vergleich zu anderen darstellen wollten. Es kam ein in mir tief angelegtes Muster zum Vorschein, Menschen vergleichen und werten zu wollen, Hierarchien zu erstellen und daraus Wertigkeiten zu bestimmen. Auch wenn ich diesen Wunsch hatte, das stille Werten und Urteilen abzulegen, kam es doch manchmal ganz schleichend und unterschwellig mit an die Oberfläche. Und ich merke manchmal, dass ich auf meiner Ebene besser dastehen möchte als die anderen und Menschen anderer Ebenen damit abwerte. Dieses Muster zeigt mir, dass ich auch noch Abwertungen im inneren Frausein habe und motiviert mich zudem, weiter darauf zu achten.

Ein großes Thema der Lebenspflege ist der *energetische Schutz*. Sich durch die Verfeinerung der Wahrnehmung und der zunehmenden Bewusstheit vor größerem Energieverlust zu schützen, ist eine alltägliche Übung, gerade für sensible Menschen. Allein in der offenen Begegnung mit anderen Menschen, in der verbalen Kommunikation mit ihnen, im emotionalen Mitfühlen sowie in gedanklicher Verbindung mit ihnen zu sein, verändert das eigene Energiefeld. Zudem beeinflussen kollektive Themen von Dauerstress, Depression, Schlaflosigkeit, Kraftlosigkeit das eigene Feld genauso wie emotionale Abhängigkeiten in der Partnerschaft, im Arbeitsleben und so weiter.

Es ist wichtig, das eigene Feld bewusst zu schützen. Das kann unterstützt werden durch das Bewusstmachen und Üben bestimmter energetischer Qigong-Übungen, durch die Zuhilfenahme von mentalen Glaubenssätzen, durch das Tragen von Symbolen oder Kraftgegenständen, das Errichten eines persönlichen »Altars« in der Wohnung oder das Anwenden von unterstützenden Verhaltenstechniken. Eine gute Maßnahme in der Verhaltensschulung ist beispielsweise das Zurückhalten von Energie entsprechend dem Zwiebelprinzip, das heißt, nur so viel Informationen weiterzugeben, wie der Empfänger aufnehmen kann und hören möchte.

Ich erwischte mich oft dabei, wie ich euphorisch und gestikulierend anderen Menschen von meinen gemachten leiblichen Erfahrungen berichtete. Das Erzählen erfolgte in guter Absicht und aus meinem Mehr an Energie heraus. So konnte ich meine Energie anfangs nicht halten und lernte später, nur so viel zu erzählen, wie andere auch bereit sind, aufzunehmen beziehungsweise genau auszuwählen, wem ich mehr erzählen wollte.

Auch die Dinge mehr als drei Mal anzusprechen, bedeutet einen persönlichen Energieverlust. Ein weiterer Schutz vor Energieverlust ist das Tragen eines mentalen Schutzschildes, über das in Kommunikation gegangen und angemessen auf den jeweiligen Menschen reagiert werden kann; etwa hinter dem Schild des »Kindes«, des »Kriegers«, des »Erwachsenen« oder des »Magiers« zu kommunizieren. So kann man dem Gegenüber auf der gleichen Ebene begegnen und verliert keine eigene Energie.

Auch vor dem Einschlafen kann im bewussten Rekapitulieren des Tages bewusstgemacht werden, wo Energien verlorengegangen sind und zurückgeholt werden können. Diese stetige Energiepflege nährt nicht nur das innere Energieniveau, sondern fördert auch das Gefühl der Abgrenzung und des Selbstschutzes. Dadurch können Empfindungen der Klarheit und der Selbstsicherheit für den eigenen Weg wachsen.

Gefühle der Befreiung

Auf dem Weg der weiblichen Befreiung können viele kollektive Gefühle aus dem großen »Pool« des Unbewussten wiederbelebt werden und emporkommen. Das kann alles Unbekannte, Unberechenbare und Chaotische sein, das aufgrund von jahrelangem Gehorsam und patriarchaler Macht auf Kosten der eigenen Individualität unterdrückt wurde. Es kommt manchmal mit gewaltiger Zerstörung, mit großen Schmerzen und bringt große Veränderungen des Alten mit sich. Nachfolgend möchte ich auf einige dieser emotionalen Bewegungen hinweisen, die die Frau auf ihrem Weg begleiten können.

So können im Zusammensein mit anderen Menschen Gefühle des *Zweifels, der Orientierungslosigkeit sowie des Hin-und-her-gerissen-Seins* zwischen Leidenschaft und Vernunft, Wunsch und Pflicht, Persönlichem und Kollektivem, dem Ruf des Neuen und der Forderung des Alten entstehen. Es kann sein, dass die Frau das Gefühl hat, weder in das Feld der einen Gruppe von Menschen zu passen noch in das Feld der anderen.

Während ich verschiedene Felder von Menschengruppen betrete, versuche ich mich immer wieder darin zu üben, den Menschen wertfrei zu begegnen und ihre und meine energetischen Grenzen einzuhalten und trotzdem offen und authentisch zu bleiben. Bin ich beispielsweise in kollektiven Feldern, die ihr Tun laut, kraftvoll und ausgeschmückt zum Ausdruck bringen, habe ich Mühe, mein energetisches Feld zu halten und komme schnell in vergleichende und wertende Gedanken. Während dieses Zusammenseins in der Gruppe kommen auch Zweifel und Unsicherheit über die Richtigkeit meines Weges. In diesen Momenten stelle ich aber auch fest, dass ich in diese Gruppe von Menschen nicht hineinpasse.

Sofern ich jedoch diese kollektiven Felder verlasse, fühle ich mich wieder völlig richtig mit mir und in mir. Und wenn ich dann schreibe und mein Empfinden ausdrücken kann, lösen sich diese Zweifel ganz. Diese

Situationen bestätigen mich darin, dass mein Weg nicht durch lautes und verkleidetes Auftreten zum Ausdruck gebracht wird und gefeiert werden kann, sondern eher durch das stille Sein von alleine wirkt. Das ist im Zusammenleben mit anderen Menschen manchmal eine große Herausforderung.

Darf die Frau glücklich sein und das zeigen? Eine Frage, die eigentlich keine Frage sein sollte. Und dennoch kann es passieren, dass das *Glücklichsein* gar nicht angenommen werden kann und die Frau sich nicht traut, persönliche Zufriedenheit und Glückseligkeit in ihrem Umfeld zu leben.

Das *Alleinsein* auf diesem Weg kann ebenfalls zu einer großen Herausforderung werden. Dadurch, dass die Frau durch ihr inneres Wachsen und Reifen das Verhalten anderer Menschen versteht, aber in ihrer Feinheit, ihrer Wahrnehmungsfähigkeit und ihrem Erwachen nur von wenigen anderen Menschen verstanden wird, wird das Alleinsein intensiver empfunden. Das Alleinsein ist in der Zeit der inneren Neuordnung jedoch wichtig, um nicht wieder in alten Gewohnheiten und Strukturen unterzugehen und die neugewonnene innere Freiheit zu schützen. Wenn die Frau sich verändert, wird ihr oft auch egoistisches Verhalten vorgeworfen. »Du hast dich aber verändert. Du bist nicht mehr die alte, die ich mal kennengelernt habe«, bekommt sie dann zu hören.

In Gesprächen und Begegnungen mit anderen Frauen höre ich viel zu, spüre ich mich hinein und versuche ich, Zusammenhänge zu erkennen. Manche Menschen nutzen diese Gelegenheiten, um alte Energien loszuwerden oder neue zu bekommen. Das passiert unbewusst und ohne absichtliches Tun. Ich übe mich darin, diese energetischen Vorgänge immer frühzeitiger zu spüren, um mich zu schützen und meine Energien zu bewahren. Manche Menschen meiden aber auch meinen Kontakt, manchmal wohl auch aus mangelnder Ehrlichkeit und Aufrichtigkeit sich selbst gegenüber. Sie spüren unbewusst das Feld meiner Ausstrahlung und werden dann durch zu viel Nähe mit eigenen Themen konfrontiert. Dann ist das Vermeiden von Kontakt der bessere Selbstschutz für diese Menschen.

Das Alleinsein lädt aber auch dazu ein, andere Wege der Kommunikation auszuprobieren und im energetischen Austausch zu sein. So sind das Schreiben, das Malen oder andere kreative Wege eine gute Möglichkeit, in der Zeit des Alleinseins das Eigene in Schöpferisches zu verwandeln und zum Ausdruck zu bringen. Auch das stille Kommunizieren mit den Pflanzen, Tieren und Steinen sowie anderen Wesen sind Möglichkeiten, im Alleinsein Verbundenheit zu erfahren. Und doch sehnen wir uns auch nach Menschen, die uns verstehen, die zuhören und mitempfinden, denen wir Energie geben und von denen wir Energie erhalten. Das sind oft sogar sehr einfache Menschen mit großer Weisheit. Wir finden sie auf neuen Entdeckungsreisen, in neuen Gruppen, in Seminaren, wo auch immer. Es sind Menschen, die die eigene Schöpfungskraft fördern.

Die Traurigkeit ist auf dem Weg der Befreiung des Weiblichen über lange Zeit eine Begleiterin. Sie kommt an die Oberfläche, wenn zurückliegende Themen emotional in Bewegung kommen, wenn Bewusstwerdung geschieht und vergangene Erinnerungen hochkommen; sie entsteht beim Loslassen, beim Neuordnen und Neustrukturieren. Aber auch die Traurigkeit lädt, genauso wie das Alleinsein, zu Kreativität und Ausdruck ein.

Wenn ich in der Natur bin, mich auf sie einlassen kann und ihre Vielfalt und Schönheit auch leiblich wahrnehme, kommen sehr häufig Gefühle des Traurigseins. In diesen Momenten bin ich so ergriffen von der Schönheit des natürlich Weiblichen und traurig darüber, dass ich diesen Schatz so oft nicht gesehen habe. Traurig bin ich immer dann, wenn sich das natürlich Weibliche in mir zeigt und Erinnerungen kommen.

Aber nicht jede Erinnerung ist mit dem Gefühl von Traurigkeit verbunden. Auch Gefühle von *Aggression und Wut* kommen hoch, wenn Themen von Unterdrückung und Abwertung des Weiblichen in Bewegung kommen und gespürt wird, wie immer wieder persönliche Grenzen überschritten wurden.

Aggressivität und Wut erlebte ich persönlich in einer Phase des Schreibens, in der es um die Prägung und Ausrichtung des Weiblichen im Christentum ging. Bei jeder tiefergehenden Recherche und bei jedem weiteren Beweis für die einseitigen Auslegungen und gezielten Begrenzungen des weiblichen Bildes im Christentum kochte in mir die Wut hoch. In dieser Zeit hätte ich am liebsten stellvertretend für das gesamte Christentum den Pastor unserer Gemeinde persönlich beschimpft, ich hinterfragte all sein Tun und seine Absichten und wurde sehr misstrauisch gegenüber der gesamten Arbeit der Kirchengemeinde. Später wurde mir klar, dass meine Aggression und meine Wut auf das weibliche Bild im Zusammenhang steht mit meinen eigenen Themen von Unterdrückung und Abwertung des Weiblichen in mir.

Vergangene Unterdrückung und Abwertung des ursprünglich Weiblichen lassen aber auch wieder Gefühle der *Abwertung* und der *Ablehnung* bei der Aufarbeitung und des Hochkommens des weiblichen Bewusstseins entstehen. Diesem Abwehr- und Ablehnungsverhalten liegt eine tiefgreifende *Angst vor Veränderungen und eine Angst vor der großen weiblichen Kraft* zugrunde. Diese Angst trotzdem zu überwinden, erfordert wiederum viel Vertrauen, Ehrgeiz und Willenskraft.

Das was ich persönlich am Schreibtisch und mit den Menschen draußen tue, fühlt sich absolut richtig, klar und authentisch für mich an. Bin ich im Feld anderer Menschen und verlasse ich mein persönliches energetisches Feld, kommen Gefühle der Abwertung und Ablehnung für mein Tun und meine Absichten. Je öfter ich das erlebt habe, desto bewusster wurde mir, dass ich auf meine Energie aufpassen muss, um sie nicht zu verlieren.

Schaffen diese abwertenden Gedanken es dennoch, mich energetisch »anzugreifen« und mein Gemüt schwanken zu lassen, nutze ich die Möglichkeiten der Natur, mich mit der Quelle in mir und draußen in der Natur zu verbinden, aus ihr zu schöpfen und meine Treue zu meiner

Natur in mir zu nähren. In diesen Momenten laufe ich um den Pinnower See zur Quelle am »Steinernen Tisch«. Das Quellwasser fließt an dieser Stelle aus einem kleinen Berg in einen Quelltopf, um dann als kleiner Bachlauf in den Pinnower See zu fließen.

Ich trinke dieses kalte klare Wasser und verbinde mich in diesen Augenblicken mit der weiblichen Schöpfungskraft in mir und in Mutter Erde. Dieses Ritual lässt mein Vertrauen in mich und die Verbundenheit mit der schöpferischen Quelle wieder wachsen.

In anderen Momenten, wo mir meine innere Aufrichtung fehlt, lehne ich mich für eine Zeitlang an den riesigen Stamm eines Mammutbaumes, der zusammen mit einem anderen mitten in einer großen Waldgemeinschaft in der Nähe von Demen steht. Dieser kraftvolle und starke Baum mit seiner klaren Aufrichtung und seiner sehr weichen Rinde überragt alle anderen Bäume dieses Waldes. Er überlebt die Zyklen von Wachstum und Verfall von Generation zu Generation ohne menschliches Ego, ohne Ängste, ohne Ungeduld. Er leuchtet in seiner Präsenz und erfüllt dabei seinen Lebensdienst. Hinterher gehe ich nach Hause, habe eine tiefe Beziehung geknüpft zum Mammutbaum und einen Verbündeten gefunden und fühle mich aufgerichtet, mitten in der Gemeinschaft mit anderen.

Der Beweggrund, den Weg der Befreiung trotz aller Widerstände weiterzugehen, rührt aus einer immer größer werdenden *Sehnsucht*, einer Sehnsucht, nach Hause zu kommen, es ist ein Heimweh und die Suche nach tiefem inneren Frieden. Es kann ein überwältigend großes Gefühl sein, das in besonderen Momenten erlebt und wie ein tiefes Wiedererinnern gespürt werden kann.

Und dabei sagen wir zu uns selbst: »Ja, das habe ich schon einmal erlebt.« Teilweise ist diese Sehnsucht gar nicht richtig in Worte zu fassen und kann auch von anderen nicht verstanden werden. »Du hast doch alles. Was willst du denn noch?« Und dennoch bleiben Sehnsucht und Suche, die anfangs nicht greifbar sind: Ist es die Sehnsucht, ein erfülltes Leben in tiefer Verbindung mit der Schöpfungskraft zu führen? Die Sehnsucht nach Heilung? Ist es die Sehnsucht, meine Lebensaufgabe zu erkennen und sie zu leben? Ist es die Sehnsucht nach Wahrhaftigkeit und Echtheit im eigenen Leben? Oder die Sehnsucht nach aufrichtigen und echten Beziehungen? Dieses besondere Gefühl kann auch dem alltäglichen Leben eine ganz neue Wende geben, selbst wenn Weg und Ziel manchmal noch nicht ganz klar sind. Es zeigt der Frau eine ganz neue Richtung.

Viele tiefe Trancezustände und Zeremonien lassen mich so wunderbare großartige Gefühle von »Zuhause-Sein« erleben, dass in mir große Sehnsucht danach wächst, wieder dorthin zu gelangen. Wenn absolutes Loslassen diese Erfahrungen ermöglicht, kann so viel Freiheit entstehen!

In solchen besonderen Augenblicken kann sich auch das Gefühl einstellen, zeitlos zu sein. Nicht mehr das Gefühl zu haben, wir hätten »keine Zeit«, bedeutet, in einem Gefühl von *Zeitlosigkeit* schöpferisch tätig zu sein. In einem Gefühl von Zeitlosigkeit kann das Schöpferische und das Gestaltende aus sich selbst heraus entstehen.

Ein sich befreiender Körper entwickelt eine gute körperliche Verfassung und drückt sich über ein gesundes körperliches, emotionales und mentales Wohl- und Lustgefühl im Körper aus. Das gesamte körperliche System reguliert sich als fließendes Gesamtsystem selbst, so dass sich innere Heilungsprozesse und schnelle Regenerationsprozesse vollziehen können und die Frau dabei ihre innere Stabilität und ihr Gleichgewicht behält. Gleichgewicht zeigt sich auch in einem stabilen Körpergewicht.

Es kann sein, dass die Frau sogar jünger aussieht als sie ist. Ein befreiter Frauenkörper besitzt ein hohes Energiepotential, empfängt feinstoffliche Schwingungsfrequenzen anderer Menschen wie auch von Pflanzen, Tieren oder Mineralien und sendet selbst feine gedankliche Impulse oder Gefühle aus. Durch diese besondere Fähigkeit der Wahrnehmung empfindet die Frau intensiver und beginnt, eine tiefe Verbundenheit und Liebe zu den Menschen, Pflanzen und Tieren zu spüren. Sie sieht deren Schätze und Potentiale und nicht die Defizite, den Mangel oder den Schattenbereich. Sie bewertet nicht und urteilt nicht. Sie besitzt ein klares, schnelles und vernetztes Denkvermögen, sie denkt in größeren Zusammenhängen. Ihr Energiepotential setzt sie zielgerichtet ihrem höheren Auftrag folgend ein, verdreht und verbiegt sich nicht mehr in ihrem Auftreten, um anderen zu gefallen oder um Geld zu verdienen.

Sie folgt ihrer inneren Eingebung, so wie es das kleine Mädchen im Märchen »Sterntaler« macht. Damit die Menschen ihrer Dorfgemeinschaft überleben, geht dieses kleine Mädchen alleine, mutig und ohne Angst einen langen und dunklen Weg durch den Wald zum König, ihrer Intuition folgend und ohne recht den Weg zu wissen. Sie begegnet Menschen, denen sie mit ihrer natürlichen Gabe und ihrer Bescheidenheit hilft und die ihr wiederum helfen, ihren Weg fortzusetzen. Ihr Ziel nicht aus den Augen verlierend, bieten sich ihr im Weitergehen Lösungen und Hilfen an. Sogar als sie nichts mehr besitzt, wird sie vom Sternenvolk reich beschenkt und konnte so ihrer Dorfgemeinschaft dienlich sein.

Das Mädchen in dem Märchen tut das, was ihr entspricht und zwar hier auf dieser Erde und in diesem Leben, im Sinne eines Dienstes an der Menschheit und der Erde. Am Ende zählen die Resultate.

Das Mädchen oder die Frau, die gegangen ist, ist eine andere als vorher. Sie ist wachgerüttelt, tief bewegt und entschlossen, ihren eigenen Weg zu gehen. Auch wenn noch Hindernisse im täglichen Leben zu bewältigen sind, gibt es für die Frau nach diesen tiefen inneren Erfahrungen kein Zurück mehr. Dann besteht nur noch Dankbarkeit für diese leiblich erfahrenen Momente, für die Augenblicke, in denen sie mit ihrer Quelle verbunden war. Die Übung der Dankbarkeit bleibt die Verbindung zur Quelle.

Die Rückkehr der Göttin

Kämpfen wir mit der inneren Schlange, wird in uns ausnahmslos die Dualität siegen, und die Frau wird sich von ihrer göttlichen Quelle entfernen. »Die Schlange ist die Gottheit, die in die niederen Welten herabgestiegen ist und vergessen hat, wo ihr Ursprung ist. Die Uroborus-Schlange, die sich in den Schwanz beißt, stellt die Ewigkeit und den unendlichen Zyklus der Schöpfung dar und damit auch die stetige Wiederkehr in der Dualität, das Rad des Karmas. Sie häutet sich immer neu. Das heißt, die Natur regeneriert sich in bestimmten Zyklen immer wieder. Die Dualität ist das Produkt der Schlange.«[67]

Nehmen wir die Schlange, so wie die göttliche Quelle, als wertvoll und heilig an, werden die göttliche Quelle und die Schlange eins. Die Schlange wird zum Sinnbild der kosmischen Einheit. Das bedeutet aber auch, die gesamte weibliche Energie zu beleben, das heißt: sowohl den zerstörerischen, gewalttätigen und mörderischen unbewussten Anteil als auch den gütigen ursprünglichen Anteil des Seins.

Das würde ein Überwinden der patriarchalen Phase bedeuten und die gesamte weibliche Energie mit der männlichen Energie als Yin und Yang in Vereinigung bringen. Das würde bedeuten, zur inneren Vereinigung von Mutter Erde und Vater Geist einzuladen und diese körperlich zu feiern. Dann verwandelt sich die Schlange in die Göttin in uns und hat keinen Einfluss mehr auf uns und wird zur treuesten Dienerin, sich nach der Einheit sehnend. Erst dann existiert der Körper nur noch als Seelenbewusstsein, und das Ego bräuchte nicht mehr bedürftig nach Anerkennung und Wertschätzung im Außen zu jagen. Das Leben der Frau wird zum authentischen Sein. Sie strahlt aus sich selbst heraus und nährt durch ihr Sein ihr Umfeld.

Eine dafür sehr geeignete Übungsmethode ist die Übung des Kleines Energiekreislaufs, die zunächst im Fließen des Atems und der Energie das Lenkergefäß der hinteren Körperseite (yang) mit dem Konzeptionsgefäß der vorderen Körperseite (yin) verbindet. Der Einatem fließt dabei hinten herauf, der Ausatem vorne hinunter, so dass im Fließen des Atems ein verbundener Atem- oder Energiekreis im Körper entsteht. Dieser kleine Energiekreislauf im Körper kann bei stetigem Üben mit dem großen Energiekreislauf – unter Einbeziehung von Himmel und Erde – in Verbindung gebracht werden, das heißt, die Energie der Erde steigt als Yin die Rückseite des Körpers (yang) hinauf und die Energie des Himmels sinkt als Yang an der Vorderseite des Körpers (yin) herunter. Damit wird der Körper zu einem durchlässigen fließenden System zwischen Himmel und Erde. Ein größerer Energiekreislauf schließt sich. Diese Form des verbundenen Atems kann in stiller körperlicher Verbundenheit, aber auch in energetisch sehr bewegter Form als aktive Atemtherapie ausgeführt werden. Dabei kann durch mehrmaliges intensives Einatmen mehr Energie aufgebaut werden, die dann genutzt werden kann, um innere Blockaden zu durchatmen und Verborgenes zu befreien.

So kann der Atem als feinstoffliche Energiequalität Ausdruck und Mittel der Verbundenheit im kleinen Energiekreislauf des Körpers als auch im großen Energiekreislauf mit der Natur und ihren lebenden und symbolischen Wesen sein.

Über die Autorin

Dr. Dorit Stövhase-Klaunig war Gymnasiallehrerin für Sport und Biologie und fand über die anfänglich funktionellen sportlichen Übungen ihren Weg zu den körperbewussten meditativen Bewegungen im
Qigong. Sie arbeitet seit vielen Jahren als Qigong- und Fastenlehrerin
und praktiziert als Heilpraktikerin mit Schwerpunkt TCM, Psycho-
Kinesiologie und Klassische Homöopathie im Raum Schwerin.
www.dorit-stoevhase.de

Danke

An dieser Stelle möchte ich all jenen Menschen danken, die mich auf meiner Reise als Lehrende einer Bewegungskunst oder einer Heilungsmethode begleitet haben. Manches erworbene Wissen kann ich gar nicht mehr genau dem jeweiligen Lehrer/in zuordnen, und dennoch weiß ich, dass jeder einen wichtigen Teil dazu beigetragen und mich in meine eigenen Tiefen begleitet hat. Danken möchte ich auch all jenen Wesen aus Landschaft und Natur, denen ich in den Tiefen meiner Stille begegnet bin und von denen ich Inspiration und Ausrichtung erfahren habe.

Danken möchte ich auch allen jenen Frauen, die in meine Kurse kommen, meine Patientinnen und als treue Begleiterinnen zu Freundinnen geworden sind. Ich spreche ihnen meinen tiefen Dank für ihr Vertrauen, ihre Fragen, ihre Probleme, ihre Kritiken und ihre stille Verbundenheit aus. Besonders gestärkt und genährt fühle ich mich von jenen Frauen, die ebenso bewusst auf ihrem Weg sind. Sie bekräftigen mich, meinen eigenen Weg weiterzugehen, um für sie Begleitung und Orientierungshilfe auf dem Weg der Befreiung zu sein.

Bestärkt und unterstützt fühle ich mich durch mein nährendes Umfeld. Besonders danke ich dabei meinem Ehemann Thomas, der mich als sachlicher Kritiker durch viele emotionale Höhen und Tiefen begleitet, sowie unseren gemeinsamen Töchtern, Jasmin und Miriam, die mir viele eigene Themen spiegeln und mich immer wieder herausfordern. Durch unsere tiefe liebevolle Verbindung wird innerlich spürbar und äußerlich sichtbar, wie sich mit mir auch mein Umfeld formt. Danke sagen, möchte ich meinen Eltern, Brigitte und Hans Stövhase, die mit ihrer fleißigen und umsichtigen Art Hilfe und Unterstützung im Alltag bieten, so dass unser ländliches Leben und Wohnen sehr nährend und harmonisch für uns alle ist.

Literaturverzeichnis

Agustin, Itzcoatl Papalotzin 2006. *Die 7 Fenster des Schamanismus,* 33

Agustin, Itzcoatl Papalotzin 2004. *Der Garten des Schamanen,* 185

Arrien, Angeles 1997. *Der vierfache Weg,* 85

Berglund, Axel-Ivar 1975. *Zulu Thought, Patterns and Symbolism*

Bischof, Marco 1995. *Biophotonen – das Licht in unseren Zellen*

Brennan, Barbara Ann 1994. *Licht-Heilung,* 220

Dahlke, Rüdiger 2001. *Bewusst Fasten,* 19

Dahlke, Rüdiger und Margrit 2003. *Frauen-Heil-Kunde,* 71

Dahlke, Rüdiger und Klein, Nicolaus 2001. *Das senkrechte Weltbild,* 121

Castillejo de, Irene Claremont 1993. *Die Töchter der Penelope,* 53

Demetra, George 1992. *Mysteries of the Dark Moon: The Healing Power of the Dark Goddes,* Harper, San Francisco

Dychtwald, Ken 1981. *Körperbewusstsein,* 104

Galahad Sir 1981. *Mütter und Amazonen. Liebe und Macht im Frauenreich,* Frankfurt, Berlin, Wien, 42-47

Hartmann, E. 1966. »Dreaming Sleep and the Menstrual Cycle« In: *Journal of Nervous and Mental Disease, Band 143*

Hinterthür, Petra 2010 *Lotusblüten Qigong*

Hollander, von Edmund und Michaela 1993. *Vatan - Der Pfad des Nordens*

Jung, C.G. 1985. *Der Mensch und seine Symbole,* 195

Kassel, Maria 1994. *Das Auge im Bauch,* 204

Klinghardt, Dietrich und Schmeer-Maurer, Amelie 2009. *Handbuch der Mentalfeld-Techniken,* 16

Klinghardt, Dietrich und Schmeer-Maurer Amelie2010. *Angewandte Mentalfeld-Techniken,* Seminar-Skript zum Kurs 2010, 19

Lommel, Andreas 1939. *Schlange und Drache in Hinterindien und Indonesien,* Diss. München

Mansfield 1995. *On the physics and psychology of transference as an interactive field*

Neumann, Erich 2008. »Über den Mond und das matriarchale Bewusstsein« in: *Zur Psychologie des Weiblichen,* 60

Neumann, Erich 1989. *Die große Mutter,* 241

Northrup, Christiane 2010. *Frauenkörper Frauenweisheit,* 125

Osten, Cornelia: Hausarbeit

Pinkola Estes, Clarissa 1992. *Die Wolfsfrau,* 319

Riedel-Pfäffliin, Ursula *Mutter/Mütterlichkeit,* 415

Rose, Sharron 2003. *Der Weg der Priesterin,* 287

Sharamon, S. und Baginski, J. *Das Chakra-Handbuch,* 31

Strack, Hanna 2013. *Eine spirituelle Reise zur Gebärmutter,* 18

Thompson, William Irwin. *Passages about Earth*

Walker, Barbara 1955. *Women's Mysteries, Ancient and Modern,* Rider & Co, New York

Walker, Barbara 1983. *The Womens Encyclopedia of Myths and Secrets,* Harper, San Francisco

Walker, G. Barbara 1983. *Das Geheime Wissen der Frauen,* 969

Quellenangaben

1 Sir Galahad 1981. *Mütter und Amazonen. Liebe und Macht im Frauenreich*, Frankfurt, Berlin, Wien, 42 - 47

2 Hausarbeit von Cornelia Osten

3 Neumann, Erich 1989. *Die große Mutter*, 241

4 Walker, G. Barbara 1983. *Das Geheime Wissen der Frauen*, 969

5 Berglund, Axel-Ivar 1975. *Zulu Thought, Patterns and Symbolism*, 94

6 Sharamon, S. und Baginski, J. *Das Chakra-Handbuch*, 30

7 Lommel, Andreas 1939. *Schlange und Drache in Hinterindien und Indonesien*, Diss. München, 148

8 Dahlke, Rüdiger und Margrit 2003. *Frauen-Heil-Kunde*, 71

9 Strack, Hanna 2000. *Reise zu den Quellen*, 10

10 Arrien, Angeles 1997. *Der vierfache Weg*, 85

11 Pinkola Estes, Clarissa 1992. *Die Wolfsfrau*, 319

12 Jung, C.G. 1985. *Der Mensch und seine Symbole*, 195

13 Neumann, Erich 2008. »Über den Mond und das matriarchale Bewusstsein« in: *Zur Psychologie des Weiblichen*, 60

14 Neumann, Erich 1989. *Die große Mutter*, 74

15 ebenda, 84

16 ebenda, 276

17 Jung, C. G. 1985. *Der Mensch und seine Symbole*, 162

18 ebenda, 161

19 Dahlke, Rüdiger und Klein, Nicolaus 2001. *Das senkrechte Weltbild*, 121

20 Jung, C.G. 1985. *Der Mensch und seine Symbole*, 167

21 Kassel, Maria 1994. *Das Auge im Bauch*, 204

22 ebenda, 195

23 Dahlke, Rüdiger und Klein, Nicolaus 2001. *Das senkrechte Weltbild*, 12

24 ebenda, 34

25 Klinghardt, Dietrich und Schmeer-Maurer, Amelie 2009. *Handbuch der Mentalfeld-Techniken*, 16

26 ebenda

27 Bischof, Marco 1995. *Biophotonen – das Licht in unseren Zellen*

28 Mansfield 1995. *On the physics and psychology of transference as an interactive field*

29 Klinghardt, Dietrich und Schmeer-Maurer Amelie 2010. *Angewandte Mentalfeld-Techniken*, Seminar-Skript zum Kurs 2010, 19

30 ebenda, 48

31 ebenda, 27

32 Brennan, Barbara Ann 1994. *Licht-Heilung*, 220

33 Rose, Sharron 2003. *Der Weg der Priesterin*, 287

34 Sharamon, S. und Baginski, J. *Das Chakra-Handbuch*, 31

35 Dychtwald, Ken 1981. *Körperbewusstsein*, 104

36 Strack, Hanna 2013. *Eine spirituelle Reise zur Gebärmutter*, 18

37 Riedel-Pfäffliin, Ursula. *Mutter/Mütterlichkeit*, Art. 415.

38 Neumann, Erich 1989. *Die große Mutter*, 68

39 Strack, Hanna 2013. *Eine spirituelle Reise zur Gebärmutter*, 20

40 ebenda

41 ebenda, 17

42 ebenda, 20

43 ebenda

44 Northrup, Christiane 2010. *Frauenkörper Frauenweisheit*

45 Hartmann, E. 1966. »Dreaming Sleep and the Menstrual Cycle« In: *Journal of Nervous and Mental Disease, Band 143*, 406 - 416

46 Demetra, George 1992. *Mysteries of the Dark Moon: The Healing Power of the Dark Goddes* Harper, San Francisco, 70

47 Northrup, Christiane 2010. *Frauenkörper Frauenweisheit* , 125

48 Hinterthür, Petra 2010 *Lotusblüten Qigong*, 222

49 Walker, Barbara 1955. *Women's Mysteries, Ancient and Modern*, Rider & Co, New York

50 Walker, Barbara 1983. *The Womens Encyclopedia of Myths and Secrets* Harper, San Francisco, 1049 - 1051

51 Thompson, William Irwin. *Passages about Earth*, 107

52 ebenda, 109

53 Northrup, Christiane 2010. *Frauenkörper Frauenweisheit*, 116

54 Neumann, Erich 2008. »Über den Mond und das matriarchale Bewusstsein« in: *Zur Psychologie des Weiblichen*, 74

55 Agustin, Itzcoatl Papalotzin 2004. *Der Garten des Schamanen*, 185

56 ebenda, 168

57 Castillejo de, Irene Claremont 1993. *Die Töchter der Penelope*, 53

58   Neumann, Erich 2008. »Über den Mond und das matriarchale Bewusstsein« in: *Zur Psychologie des Weiblichen*, 100
59   Dahlke, Rüdiger 2001. *Bewusst Fasten*, 19
60   Agustin, Itzcoatl Papalotzin 2004. *Der Garten des Schamanen*, 184
61   ebenda, 197
62   ebenda, 198
63   Brennan, Barbara Ann 1994. *Licht-Heilung*, 423
64   Agustin, Itzcoatl Papalotzin 2006. *Die 7 Fenster des Schamanismus*, 33
65   Strack, Hanna 2000. *Reise zu den Quellen*, 48
66   Agustin, Itzcoatl Papalotzin 2006. *Die 7 Fenster des Schamanismus*, 79 aus: »Die von den toten Sternen geraubten Erinnerungen«
67   Hollander, von Edmund und Michaela 1993. *Vatan – Der Pfad des Nordens*, 343

Bildnachweis

Seite 3: Schlangenfrau, Detail des Steines von Ormhäxan, Gotland, Schweden (jetzt im Fornsalen Museum, Visby). (Berig/Wikimedia Commons).

Seite 7: Tierbild der Familie, Zeichnung von Jasmin Klaunig (6).

Seite 17: »Baum der Erkenntnis«, aus einem schweizer Manuskript, 15. Jh.

Seite 21: »Schlangengöttin«, Fayence-Statue aus dem Palast zu Knossos, Kreta, 1600 - 1580 v. Chr. (Chris 73/Wikimedia Commons).

Seite 36: »Selbst«, nach C. G. Jung, *Der Mensch und seine Symbole*, Walter/ Patmos.

Seite 54: »Sphärenmodell« und »Heilpyramide«, nach Dietrich Klinghardt, *Handbuch der Mentalfeldtechniken*, Amelie Schmeer-Maurer.

WEITERE TITEL BEI NEUE ERDE:

Dieses Buch ist die Frucht über viele Jahre regelmäßig in Gruppen gefeierter Feste. »Die Feste, so wie sie in diesem Buch beschrieben sind, haben sehr viel mit mir und den Personen zu tun, die mit mir die Feste gefeiert haben – so wie eure Feste mit euch zu tun haben werden. Daher findet ihr in der Einleitung einen Abriß über die verschiedenen Lebensfäden, die sich in meinem Leben mit den Festen verknüpft haben.«

Im ersten Teil geht es um den Jahreslauf, die Entstehung der Jahreszeiten und wie alles zusammenhängt. Der zweite Teil »Werkzeugkasten« will ein Grundverständnis für magische Feste eröffnen. Der dritte Teil ist den acht Jahreszeitenfesten gewidmet. Die Autorin geht zunächst auf die jeweiligen Themenkreise eines Festes und auf den kulturgeschichtlichen Hintergrund ein. Daran schließen sich praktische Anregungen an. Am Schluß stehen jeweils die Festgeschichten. Sie sind der persönlichste Teil des Buches und zugleich ein Kernstück.

Eva Windele
Jahreszeiten, Magie, Heilung
Paperback, 240 Seiten
ISBN 978-3-89060-274-5

Das Denken allein wird uns den Weg aus der tiefen Umwelt- und Menschheitskrise nicht weisen, sondern nur eine Wieder-Anbindung an die Natur, also auch an die Natur in uns. Über Rituale, die über das Stammhirn (den ältesten Gehirnteil) wirken, kommen wir wieder in eine Verbindung mit unserer inneren und der äußeren Natur sowie zu Harmonie und Frieden in unserer menschlichen Gemeinschaft. Wie das geht, zeigt dieses anschauliche und praktische Buch, das zugleich durch seine stattliche Materialfülle überzeugt.

Erika Haindl
Die Heilkraft der Rituale
Weibliche Energien stärken
Paperback, 296 Seiten
ISBN 978-3-89060-655-2

Ganz darauf abgerichtet, in einer männlich dominierten Welt zu »funktionieren«, nimmt die Autorin drei Abtreibungen vor, bevor sie sich zu ihrer Weiblichkeit bekennt und eine Tochter zur Welt bringt. Doch damit ist die Sache nicht erledigt, denn sie erlebt auch drei Fehlgeburten. Um wieder ganz und heil zu werden, bleibt ihr daher nichts anderes übrig, als sich ihrem Trauma zu stellen und tief in sich hinabzusteigen. – Hier, im Herzen ihrer Weiblichkeit, findet sie mit Hilfe ihrer Chakra-Tiere endlich zu sich selbst – und *wahre* Heilung.

Phyllis Brooks Licis
Tanz in die Weiblichkeit
Mein Weg der Heilung mit Tiefenimagination
Paperback, 160 Seiten, 140 x 208 mm
ISBN 978-3-89060-642-2

Was ist eine ursprüngliche Sexualität? Wie tief kann Sexualität zwei Menschen berühren und sie auch mit der Erde und allem Sein verbinden? Und was hat Sexualität mit Ökologie zu tun? Welche Rolle spielt sie bei unserer Suche danach, wieder im Einklang mit der Natur zu leben? Ohne ein Feigenblatt vor den Mund zu nehmen, geht die Autorin in ungewöhnlicher Konsequenz diesen Fragen nach. Dabei eröffnet sie uns unvoreingenommene Blicke ins Tierreich, in die alten Hochkulturen und das Leben gegenwärtiger Stammesvölker. Ergänzt wird dieser Essay durch Ansatzpunkte, wie dieses uralte Wissen unser heutiges (Sex-) Leben bereichern kann.

Dolores LaChapelle,
Hrsg. Andreas Lentz
Sexualität –
Der vergessene Schlüssel zur Versöhnung von Mensch und Erde
Paperback, 128 Seiten
ISBN 978-3-89060-587-6

**Sie finden unsere Bücher in Ihrer Buchhandlung
oder im Internet unter www.neue-erde.de**

Im deutschen Buchhandel gibt es mancherorts Lieferschwierigkeiten bei den Büchern von NEUE ERDE. Dann wird Ihnen gesagt, dieses oder jenes Buch sei vergriffen. Oft ist das gar nicht der Fall, sondern in der Buchhandlung wird nur im Katalog des Großhändlers nachgeschaut. Der führt aber allenfalls 50% aller lieferbaren Bücher.

Deshalb: Lassen Sie immer im VLB (Verzeichnis lieferbarer Bücher) nachsehen, im Internet unter **www.buchhandel.de**
Alle lieferbaren Titel des Verlags sind für den Buchhandel verfügbar.

Bitte fordern Sie unser Gesamtverzeichnis an unter

NEUE ERDE GmbH
Cecilienstr. 29 · 66111 Saarbrücken
Fax: 0681 390 41 02 · info@neue-erde.de

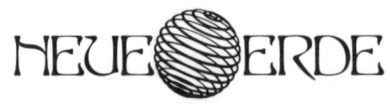